Henrik Brandt

Die Power-Pause

Henrik Brandt

Die Power-Pause

AUTOGENES TRAINING UND
PROGRESSIVE MUSKELENTSPANNUNG
FÜR ZWISCHENDURCH

Lüchow

Bibliografische Informationen der Deutschen Bibliothek:
Die deutsche Bibliothek verzeichnet diese Publikation in der Deutschen Nationalbibliografie; detaillierte bibliografische Daten sind im Internet über http://dnb.ddb.de abrufbar.

© 2008 Lüchow Verlag
in der Verlag Kreuz GmbH
Postfach 80 06 69, 70506 Stuttgart

www.luechow-verlag.de

Alle Rechte vorbehalten
Umschlaggestaltung: ReclameBüro, München
Umschlagbild: © Margret Russer
Satz: de·te·pe, Aalen
Druck: Clausen & Bosse, Leck

ISBN 978-3-7831-9001-4

INHALT

VORWORT

Der Wellness-Boom hat in den letzten Jahren eine Vielzahl von Büchern, Hörbüchern und CDs zum Thema Entspannung hervorgebracht. Das Angebot an Hilfen reicht von modernen Psycho- und Physiotherapien über fernöstliche Meditationsmethoden bis hin zu esoterischen Ansätzen. Viele Ratgeber vermitteln den Eindruck, dass die in ihnen vorgestellte Methode für jedermann und jede Situation passend sei. Solche allgemeinen Heilsversprechungen können jedoch in der Realität nicht erfüllt werden. Es ist ein Unterschied, ob Sie mit Hilfe einer Entspannungstherapie eine psychosomatische Erkrankung heilen möchten, ein durch beruflichen Stress bedingtes Burn-out-Syndrom lindern oder einfach eine Methode zum Entspannen für die Pause zwischendurch suchen. Es gibt Ansätze, die sich jeweils besonders gut für das eine oder andere Problem eignen. Wählen Sie die falsche Technik, führt das zu Frustrationserlebnissen, und die vorhandenen Probleme verstärken sich möglicherweise noch.

Dieses Buch wendet sich der speziellen Frage zu, wie Sie durch den gezielten Einsatz von Entspannungsmethoden den Erholungswert Ihrer Pausen innerhalb Ihres Arbeitstages verbessern können.

Sie erhalten in den ersten beiden Kapiteln grundlegende Informationen zum Verständnis von Stress und über neueste Erkenntnisse der Gesundheitspsychologie. Sie zeigen Ihnen insbesondere Zusammenhänge zwischen Stressbelastung, der Pausengestaltung und der persönlichen Leistungsfähigkeit auf. Sie erfahren, wie Sie mit Hilfe eines nachhaltigen Pausenmanagements Ihre Energien und Kräfte langfristig besser einteilen. Dabei werden Ihnen Möglichkeiten beschrieben, Pausen durch kurze Entspannungsübungen sinnvoll zu nutzen, um Ihre Gesundheit und Leistungsfähigkeit auch unter Belastungen zu erhalten. Power-Pausen bieten Ihnen die Möglichkeit, Belastungen an Ihrem Arbeitsplatz, im *Home-Office* oder bei der täglichen Arbeit im Haushalt mit mehr Ruhe und Gelassenheit zu begegnen.

Der Schwerpunkt des praktischen Teils liegt in der Beschreibung verschiedener ausgewählter Entspannungsübungen aus dem Autogenen Training nach J. H. Schultz sowie der Progressiven Muskelentspannung nach E. Jacobson. Die positiven Effekte der beiden Verfahren sind wissenschaftlich nachgewiesen und haben sich in den letzten Jahrzehnten für viele Menschen als hilfreich erwiesen. Autogenes Training und Muskelentspannungstraining sind die am besten an unsere westliche Leistungsgesellschaft angepassten Entspannungstechniken. Sie werden die Grundlagen der beiden Verfahren, Unterschiede und Gemeinsamkeiten sowie passende Übungen für Ihre Pausengestaltung kennen lernen. Besonderes Augenmerk liegt auf der realistischen Anwendbarkeit in den in unserer Kultur zur Verfügung stehenden Pausenzeiten sowie im individuellen Umfeld.

Pausen werden hier unter dem Aspekt der Entspannung und Regeneration innerhalb eines Arbeitstages betrachtet. Es sei erwähnt, dass man Pausen durchaus auch aus anderem Blickwinkel betrachten kann. Sie können Pausen ebenso als Phasen der Kreativität, der Neuorientierung, der Kommunikation oder der spirituellen Weiterentwicklung nutzen. Jedes der genannten Ziele hat für sich seinen Sinn und seine Berechtigung. Zur Umsetzung der genannten Ziele sind jedoch andere Techniken und Übungen sinnvoller. Es kann dennoch sein, dass Sie bei der Anwendung der hier vorgestellten Entspannungsmethoden auch in Ihrer Kreativität gefördert oder Ihr spirituelles Interesse angeregt wird. Vielleicht weckt das Ihr Bedürfnis, sich mehr mit Ihnen selbst und Ihrem Leben, vielleicht auch mehr mit Ihren Mitmenschen oder mit der Natur zu beschäftigen. Dieses sind durchaus gewünschte Nebeneffekte, jedoch keine Voraussetzungen für ein erfolgreiches Pausenmanagement.

DER STRESSFALLE ENTKOMMEN

Erhöhte Leistungsanforderungen in einer sich schnell verändernden Arbeitswelt sowie ständig steigende Konsum- und Wohlstandserwartungen im Privaten haben Daueranspannung und Stress zu einem Zivilisationsproblem gemacht. Vielen Menschen fehlen heute zum Ausgleich Ruhephasen während und nach der Arbeit. Entspannungstraining gezielt zwischendurch in Pausen einzusetzen, wird noch zu wenig als Möglichkeit gesehen, der Stressfalle zu entkommen. Um die eigene Gesundheit und Leistungsfähigkeit zu erhalten, sind Pausen und Entspannung aber unverzichtbar. Ob im Beruf oder im Privatleben, jeder Mensch benötigt Regenerationsphasen, um sich von der Anstrengung des Alltags zu erholen und Kraft für neue Herausforderungen zu sammeln.

Pause machen wird häufig mit Essen, Kaffee trinken, Zigaretten rauchen oder einem Plausch mit Kollegen gleichgesetzt. Der tatsächliche Erholungswert dieser Pausenaktivitäten ist oftmals gering. Manchmal tritt gar das Gegenteil ein. Die Gespräche mit anderen regen nur noch mehr auf. Der zu schnell eingenommene Imbiss schlägt einem auf dem Magen. Die Folge ist eine zunehmende Anspannung und das Bedürfnis nach der nächsten Pause. Bis zum ersehnten Feierabend hat sich die Anspannung dann meist noch weiter aufgeschaukelt. Ein Teufelskreis beginnt. Die Gedanken hängen auch zu Hause noch der Arbeit nach, selbst der Schlaf bringt keine nachhaltige Entspannung mehr. Die Leistungs- und Konzentrationsfähigkeit nimmt ab, Übermüdung tritt ein. Man wird nervös, macht mehr Fehler. Manch einer wird aggressiv, andere sind frustriert. Tag um Tag schlägt man sich mühsam durch und träumt vom Urlaub. Wäre es nicht schön, jeden Tag ein wenig Erholung zwischendurch zu bekommen?

■ *Entspannungsübungen können Ihnen helfen, Ihren Alltagsstress insgesamt ruhiger, gelassener und sogar leistungsfähiger, mit mehr Power zu bewältigen! Voraussetzung ist die konsequente Umstellung Ihrer persönlichen Pausengestaltung sowie ein regelmäßiges Training.* ■

Bevor Sie mehr über das Pausen- und Entspannungsmanagement erfahren, sollen zunächst noch einige wichtige Zusammenhänge erläutert werden. Dabei wird deutlich, welche entscheidende Rolle Pausen und Entspannung für Ihr persönliches Stressmanagement spielen können.

DER STRESSBEGRIFF

Der Begriff *Stress* stammt ursprünglich aus der Werkstoffkunde und benennt den Zustand eines Materials, das unter Zug oder Druck steht. Dies entspricht unserem Alltagsverständnis von Stress als Situation unter Druck und als Zustand besonderer psychischer und körperlicher Anspannung.

DIE STRESSREAKTION

Der Mensch befindet sich unter Stress tatsächlich in einem Zustand erhöhter Erregung und Anspannung. Dieser kommt in unterschiedlichen körperlichen Reaktionen zum Ausdruck, die Sie vielleicht selbst schon erlebt haben. In einem komplexen Zusammenspiel des zentralen Nervensystems, des vegetativen und hormonellen Systems und des Immunsystems wird Ihr Stoffwechsel aktiviert. Ihr Herz schlägt schneller, der Blutdruck und die Atmungsfrequenz erhöhen sich. Die Durchblutung des Gehirns sowie der Skelettmuskulatur steigt an, ebenso der Blutzuckerspiegel. In der Muskulatur werden Zucker- und Fettreserven freigesetzt. Daneben werden Verdauungsprozesse, Sexualfunktionen und die Immunabwehr gehemmt. Diese Reaktionen regen Sie psychophysiologisch an und versetzen Sie in die Lage, auf alarmierende Reize der Umwelt, die so genannten Stressoren, mit besonderen körperlichen Leistungen zu reagieren. Die Stressreaktion hat in ihrer ursprünglichen Funktion einen positiven Sinn. Denken Sie an die starken körperlichen Anforderungen, denen der Mensch der Urzeit als Jäger und Sammler ausgesetzt war. Daher spricht man manchmal auch von *Steinzeitstress* oder von der *Kampf-Flucht-Reaktion*.

STRESSFOLGEN

Heute hat man in beruflichen Stress- und Anforderungssituationen nur selten die Möglichkeit, die sich aufbauenden körperlichen Energien in den betreffenden Situationen abreagieren zu können. Denken Sie etwa an die Menschen, die bei ihrem Job viele Stunden quasi in einer Zwangshaltung im Auto verbringen müssen, oder an diejenigen, die bei ihrer Tätigkeit ausschließlich an den Computerarbeitsplatz gebunden sind. Neben den Anforderungen der Arbeitsaufgabe wird der Körper so zusätzlich belastet und angespannt, Bewegung als möglicher Stressabbau ist kaum möglich. Zusätzlich wird erwartet, dass jeder Mitarbeiter gegenüber Kollegen und in der Öffentlichkeit in jeder Situation kompetent auftritt. Man muss Haltung bewahren und darf sich keine Blöße geben. Bei fehlenden Ressourcen und inadäquaten Bewältigungsstrategien kann so negativer Stress entstehen und stressbedingte Krankheiten können die Folge sein.

■ *Nicht jeder wird krank, aber es kann jeden treffen!* ■

Es gibt nicht eine Stresskrankheit, die einige wenige trifft. Früher glaubte man ja, dass es eine *Managerkrankheit* gebe, die lediglich eine kleine Gruppe von Führungskräften betrifft. Nachgewiesen ist, dass Stress das Immunsystem schädigen kann und Stress ein zusätzlicher Risikofaktor bei der Entstehung verschiedenster Erkrankungen ist. Herzkreislauferkrankungen, Magen-/Darmerkrankungen, Kopfschmerz, Migräne, psychische Erkrankungen bis hin zu Krebserkrankungen werden mit Stress in Zusammenhang gebracht. Jeder Mensch besitzt genetische Veranlagungen für bestimmte Erkrankungen. Wenn Stress zum Dauerzustand wird und Pausen mit Entspannungsphasen zwischendurch ausbleiben, steigt die Wahrscheinlichkeit, dass eine der Erkrankungen ausbrechen kann, deren Disposition man von den Eltern oder Großeltern mitbekommen hat. Je höher und je länger die Stressbelastung, desto größer ist die Gefahr zu erkranken.

Stehen die Anforderungen jedoch in einem gesunden Wechselspiel mit Phasen der Entspannung, bleibt der Mensch in einem gesunden Gleichgewicht. Hat man darüber hinaus sogar die Möglichkeit, die freiwerdenden Energien auch auszuleben, hat man es mit positivem Stress zu tun. Dann kann Stress sogar Ihr Selbstvertrauen und Wohlbefinden sowie Ihre Motivation und Lebenszufriedenheit steigern.

WIE ENTSTEHT NEGATIVER STRESS?

Situationen und Reize, die eine Stressreaktion auslösen können, werden als Stressoren bezeichnet. Physikalische Stressoren sind zum Beispiel potenziell belastende Umwelteinflüsse, zum Beispiel zu großer Lärm, zu enge Arbeitsplätze, Dreck und Schmutz oder zu grelles Licht. Persönliche risikoreiche Stressoren sind kritische Lebensereignisse wie der plötzliche Verlust eines Lebenspartners, Veränderungen des Familienstandes oder des Beschäftigungsverhältnisses, ein Arbeitsplatzwechsel oder der Verlust des Arbeitsplatzes. Neben den stark belastenden Einzelereignissen bestimmen beson-

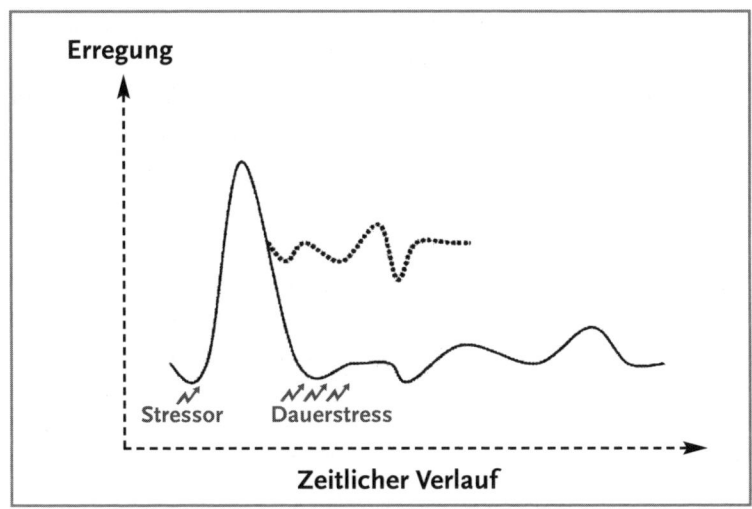

Erregungskurve/Stressoren

ders die täglichen, immer wiederkehrenden Belastungssituationen das Ausmaß von Stressfolgeschäden. Es sind die *Mikrostressoren*, die kleinen täglichen Ärgernisse, die wir alle nur zu gut kennen und die uns auf Dauer krank machen.

Nach einer Stresssituation erholt sich unser Erregungsniveau im Normalfall ganz von selbst, sie hat in der Regel keine längerfristigen negativen Auswirkungen auf unsere Gesundheit und unser Wohlbefinden. Unser Körper ist seit Urzeiten darauf eingerichtet, eine natürliche Balance zwischen Aktivität und Erholung herzustellen. Das Verständnis dieser natürlichen Rhythmen ist besonders wichtig für das persönliche Pausenmanagement und wird später noch im Detail beschrieben. Kommt es jedoch zu einer zeitlichen Häufung von Stressoren, wird der natürliche Entspannungsprozess verhindert.

Viele Menschen erleben heute in ihrem Alltag eine Anreihung von *Mikrostressoren*, sei es am Arbeitsplatz, im Straßenverkehr oder zu Haus. Der natürliche Wechsel von Anspannung und Entspannung ist gestört. Man steht ständig *unter Strom*, ist gestresst und kommt nicht zur Ruhe. Dies führt auf die Dauer zu den beschriebenen negativen Konsequenzen.

So stressig die ständigen kleinen Ärgernisse sind, so wichtig sind regelmäßige kleine Pausen zwischendurch. Durch kurze Entspannungsübungen können Sie den Teufelskreis der Stressentstehung wirksam durchbrechen.

■ *Lernen Sie sich zu entspannen, bevor die Aufregung zu groß wird! Wenn Sie schon gestresst sind, versuchen Sie Ihre Erregung mit Entspannungstraining gezielt zu senken! Machen Sie regelmäßig Entspannungsübungen, damit Sie ausgeglichener und weniger reizbar sind!* ■

STRESSBEDINGENDE FAKTOREN BEI DER ARBEIT

Am Arbeitsplatz ist die Wirkungsverstärkung von vielen kleinen Stressoren von besonderer Wichtigkeit. Als potenzielle Stressoren wirken sowohl ständige Überforderung als auch Unterforderung in der Arbeitsaufgabe negativ. Von der Quantität her kann Überforderung durch Zeitdruck, Hetze, Arbeit im Akkord, das heißt durch *zu viel zu tun* entstehen. Als qualitative Aspekte spielen die Schwierigkeit einer Aufgabe sowie die Kompliziertheit und Unklarheit von Anweisungen eine wichtige Rolle. Unterforderung entsteht bei monotonen Tätigkeiten und wenn *zu wenig zu tun* ist. Ebenso bei Nichtausnutzung der eigenen Fertigkeiten und Fähigkeiten. Ein weiterer wesentlicher Stressfaktor ist die Kommunikation mit den Kollegen und Vorgesetzten. Je mehr ein Unternehmen streng nach dem Leistungs- und Wettbewerbsprinzip geführt wird, desto größer ist der potenzielle Druck auf den Einzelnen.

Jede potenzielle Belastungssituation ist im Prinzip an sich neutral. Um zu erklären, warum dieselben Belastungssituationen bei verschiedenen Personen zu unterschiedlichen Reaktionen führen, müssen individuelle Faktoren in die Überlegung mit einbezogen werden.

Menschen haben unterschiedliche kognitive Verarbeitungsmuster. Verschiedene Personen können in der gleichen Situation zu unterschiedlichen Auffassungen darüber kommen, wie *die Wirklichkeit* tatsächlich aussieht. Eine Situation, die Sie vielleicht als neutral ansehen, kann ein anderer als stressend wahrnehmen. Es kommt bei jedem zu einer unterschiedlichen Interpretation dessen, was in einer Situation vor sich geht; die Situation wird als bedrohlich oder irrelevant interpretiert.

Von zentraler Relevanz für die Entstehung von Stress ist die Frage, ob Sie Ihre Ressourcen und Bewältigungsmöglichkeiten positiv oder negativ einschätzen. Glauben Sie zum Beispiel einer Belastungssituation gewachsen zu sein, weil Sie früher positive Erfahrungen gemacht haben, und nehmen Sie die Situation als Herausforderung an? Oder erleben Sie sie als Bedrohung und fühlen sich frustriert und hilflos? Auch im beruflichen Kontext entscheidet sich abhängig von der persönlichen Bewertung, ob eine Aufgabe zu negativem Stress oder zu positiver Motivation führt.

Weiterhin spielen persönliche Grundeinstellungen eine wichtige Rolle. Es kommt auf die Art und Weise an, wie Sie selbst gedanklich mit sich umgehen. Wenn Sie sich häufig gehetzt und dem Stress ausgeliefert fühlen, dann stellen Sie sich einmal folgende Fragen:

- *Wollen Sie alles 100%ig, möglichst perfekt machen?*
- *Glauben Sie, dass Sie keine Fehler machen dürfen?*
- *Versuchen Sie, es allen anderen recht zu machen?*
- *Wird Ihr Leben häufig von einem Muss-Denken bestimmt?*

Lehnen Sie sich einmal in aller Ruhe zurück und fragen Sie sich ganz ehrlich: Sind Ihre Gedanken und Einstellungen wirklich angemessen? Erwarten Sie selbst von Ihren Mitmenschen, dass diese perfekt sind? Ist Ihr Selbstanspruch nicht möglicherweise überzogen?

Die eigene Einstellung zu ändern gehört zu den schwierigsten Strategien im Stressmanagement und braucht manchmal einige Zeit. Versuchen Sie am besten, verschiedene Stressmanagementstrategien auszuprobieren und herauszufinden, welcher Ansatz der für Sie passende ist.

Wie sieht es denn mit Ihrem persönlichen Pausenmanagement aus? Die Veränderung des Pausenverhaltens kann ein guter Einstieg in die Stressbewältigung sein.

PAUSENMANAGEMENT

Ein Leben ganz ohne Stress ist kaum denkbar. Umso wichtiger ist es, regelmäßige Ruhephasen in den Alltag einzubauen. Pausen werden jedoch nicht selten als lästige Unterbrechungen gesehen, die einen von der Erreichung seiner Ziele abhalten. Doch wenn Sie Ihre Aufgaben langfristig und auch in der Zukunft noch effektiv meistern wollen, kommen Sie ohne Pausen überhaupt nicht ans Ziel. Pausen sind ein Teil des Weges zum Ziel.

Entspannung ist der natürlichste Weg, dem alltäglichen Stress zu begegnen und ein inneres Gleichgewicht herzustellen. Durch regelmäßige Pausen und Entspannungsübungen können Sie es schaffen, insgesamt ruhiger und gelassener zu sein und tatsächlich weniger Stress zu erleben. Sie können dadurch sogar Ihre Leistungsfähigkeit und Effektivität steigern.

Der generelle Sinn und Nutzen von Pausen ist nicht in Frage zu stellen. Doch die Gestaltung und Planung effektiver Pausen bedarf einiger grundlegender Überlegungen. Dabei muss auch mit lieb gewonnenen Überzeugungen und Gewohnheiten gebrochen werden.

WIE HÄNGEN STRESS, PAUSEN UND LEISTUNG ZUSAMMEN?

Zwischen Leistung und Anspannung besteht quasi eine *entgegengesetzt U-förmige* Wechselbeziehung. Es gilt nicht, dass viel Anstrengung auch viel hilft. Mit einer Erhöhung Ihres Engagements und Energieaufwandes können Sie Ihre Leistungsfähigkeit nicht immer weiter verbessern und steigern. Das geht nur bis zu einem gewissen Punkt, darüber hinaus fällt Ihre Leistungskurve deutlich ab. Ein Leistungsoptimum und Bestleistungen erreichen Sie eher durch ein mittleres Erregungsniveau. Dieser Zusammenhang wird in der Yerkes-Dodson-Kurve verdeutlicht.

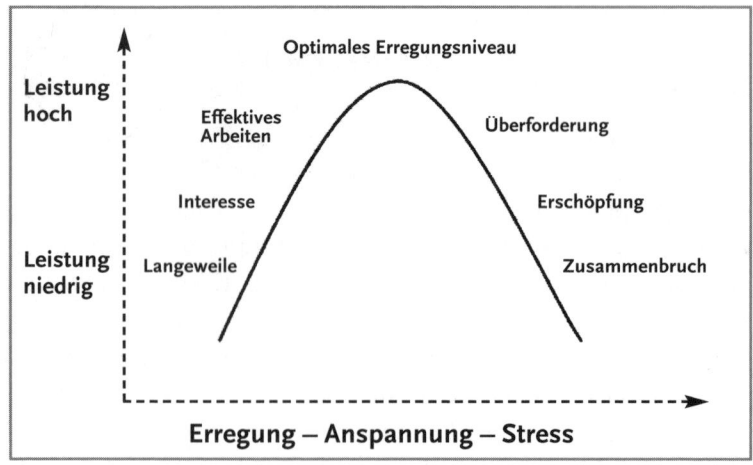

Yerkes-Dodson-Kurve

Sie können im täglichen Leben nicht zu jeder Zeit Höchstleistungen erbringen. Das kann man von Maschinen erwarten, aber nicht von Menschen. Selbst Leistungssportler trainieren wochenlang darauf hin, am Wettkampftag ihr optimales Erregungsniveau, ihre Bestleistung, abzurufen. Für das tägliche Training genügt kontinuierliche Arbeit mit einzelnen Phasen der Verausgabung. Zwischendurch sind Pausen zur Regeneration unverzichtbar. Auch für den für Sportler so wichtigen Bereich der Motivation gilt das Gleiche. Durch zu viel Motivation wird wenig erreicht. Denken Sie an den übermotivierten Sportler, der am wichtigen Wettkampftag versagt, während der Gegner mit den besseren Nerven auf das Siegertreppchen steigt. Mit zunehmender innerer Anspannung lässt ab einem gewissen Punkt bei jedem die Aufmerksamkeit nach. Die

Leistungs- und Konzentrationsfähigkeit sinkt, und die Fehlerhäufigkeit steigt. An diesem Punkt kann es zu einem Denkfehler mit sehr negativen Auswirkungen kommen. Stellen Sie sich vor, Sie merken, dass Ihre Leistungsfähigkeit sinkt und sich Ihre Arbeitsergebnisse verschlechtern. Wenn Sie diesen Leistungsabfall mit noch mehr Energieaufwand rückgängig machen wollen, kann es passieren, dass Sie Ihre Bemühungen noch verstärken. Genau hier liegt der Fehler. Anstatt eine Pause einzulegen, einmal durchzuatmen und Ihre Arbeitsstrategie zu überprüfen, verfallen Sie möglicherweise in Aktionismus und machen im Prinzip weiter wie vorher. Das Ergebnis sind noch schlechtere Leistungen.

Die Leistungsfähigkeit ist immer eng mit dem aufzubringenden Willenseinsatz verknüpft. Für Routinetätigkeiten und automatisierte Leistungen benötigen Sie im Prinzip nur bei Arbeitsaufnahme und beim Abbruch der Tätigkeit einen echten Willenseinsatz. Für leichtere bis mittelschwere Aufgaben brauchen Sie schon einen ständigen Willenseinsatz. Das führt jedoch selten zu erhöhter Anstrengung oder Ermüdung. Für neue und schwierigere Arbeitsaufgaben benötigen Sie hingegen einen höheren Willenseinsatz. Das führt zum Verbrauch von Energiereserven und nach einer gewissen Zeit zu Ermüdung. Dieser normale wie gesunde Prozess kann durch entsprechende Pausen ausgeglichen werden. Darüber hinaus stehen Ihnen für Stress- und Notfallsituationen autonom geschützte Energiereserven zur Verfügung, die Ihrem einfachen Willen eigentlich nicht zugänglich sind. Geraten Sie in Ihrem Arbeitsalltag zu oft in den letztgenannten Bereich hinein, besteht die Gefahr der Überforderung, Erschöpfung und im Extremfall eines körperlich-psychischen Zusammenbruchs. Je stärker Ihr Energieeinsatz ist, desto höher ist Ihr Regenerationsbedarf.

Sie brauchen nicht ständig Vollgas zu geben. Wer langsamer fährt, kommt bekanntlich auch ans Ziel. Ihre stillen Reserven benötigen Sie nicht für jede Aufgabe. Sparen Sie sich diese für besondere Herausforderungen auf. Wenn Sie nicht irgendwann krank werden möchten, teilen Sie sich Ihre Kräfte richtig ein. Machen Sie die nötigen Pausen zwischendurch! Das bedeutet nicht, dass Sie sich zukünftig nicht mehr anstrengen sollen. Wenn Sie aber über Jahre, vielleicht Jahrzehnte, fit bleiben möchten, sollten Sie statt hundert Prozent eher kontinuierlich achtzig Prozent Energieeinsatz anstreben. Ihre Gesundheit und Ihr Arbeitgeber danken es Ihnen. Sie werden ein langfristig verlässlicher Partner sein.

ÜBERFORDERUNGEN SELBST ERKENNEN

Der Punkt, an dem zusätzlicher Energieaufwand in negativen Stress und nachlassende Leistungsfähigkeit umschlägt, ist bei jedem Menschen anders. Bei den einen lässt die Konzentration nach, andere fühlen es körperlich, zum Beispiel an Muskelverspannungen. Andere wiederum werden ungeduldig oder aggressiv. Sehen Sie es als persönliche Herausforderung an, Ihr eigenes Frühwarnsystem für Stress zu entwickeln. Der clevere Pausenmanager macht seine Pausen vorbeugend und dann, wenn es nötig ist.

■ *Woran können Sie selbst bemerken, dass Sie dabei sind, sich zu überfordern, und eigentlich eine Pause benötigen? Welche typischen körperlichen und psychischen Symptome sind es bei Ihnen? Entwickeln Sie ein Früherkennungssystem für Ihren Stress!* ■

Machen Sie eine Pause und entspannen Sie sich, wenn Sie bemerken, dass Sie sich überfordern. Machen Sie vorbeugend regelmäßig Pausen, damit Sie sich gar nicht erst überfordern.

Nicht nur der Willenseinsatz und die Anstrengung sind relevant. Je schwieriger eine Aufgabe ist, desto mehr müssen Sie sich auch ganz auf die Bearbeitung konzentrieren. Jegliche zusätzliche Erregung oder Ablenkung senkt die Leistungsfähigkeit. Umso nötiger ist es also bei der Bewältigung neuer oder schwieriger Aufgaben, dass Sie sich immer wieder zwischendurch entspannen, um ruhig und konzentriert bleiben zu können.

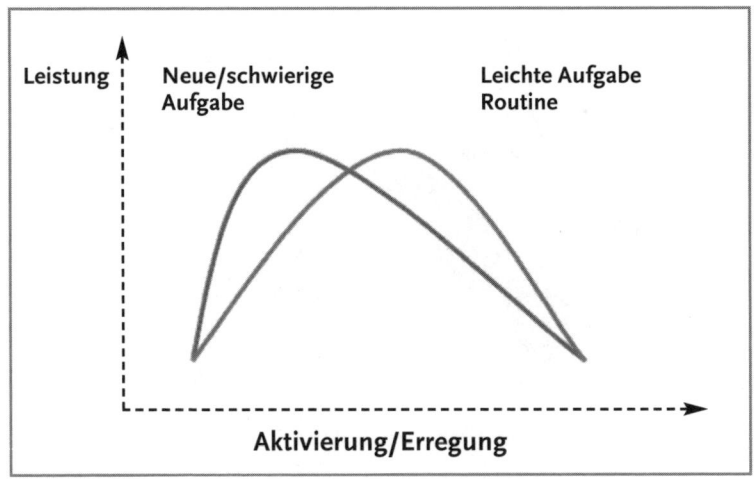

Leistung

Neue/schwierige
Aufgabe

Leichte Aufgabe
Routine

Aktivierung/Erregung

Aufgabenschwierigkeit

WENN DIE ARBEIT FLIESST – ODER EBEN NICHT

Nicht jeder Arbeitstag verläuft gleich, und die empfundene Belastung hängt natürlich auch von Ihrer Stimmung und Ihrer Tagesverfassung ab. Noch wichtiger aber ist, ob Ihre Aufgaben zu Ihren Fähigkeiten und Fertigkeiten und zu Ihrer Motivation passen. Abhängig davon, ob die Anforderungen stimmig sind oder ob Sie über- oder unterfordert sind, ändert sich auch Ihr Pausenbedarf. Das betrifft die Art und die Länge Ihrer Pausen.

Fall 1: Die Aufgaben liegen Ihnen

Ist es nicht schön, wenn Sie sich mit Dingen beschäftigen dürfen, die Ihnen liegen und leichtfallen? Es gibt Tage, da läuft die Arbeit wie von selbst. Auch schwierige Aufgaben fallen Ihnen leicht. Häufig passiert dies in dem Moment, wenn die Schwierigkeit einer Aufgabe genau mit Ihren Möglichkeiten übereinstimmt. Dieser Zustand wird als *Flow* bezeichnet. Sie sind voll konzentriert, leisten viel und vergessen dabei die Zeit. Noch besser ist es sogar, wenn die

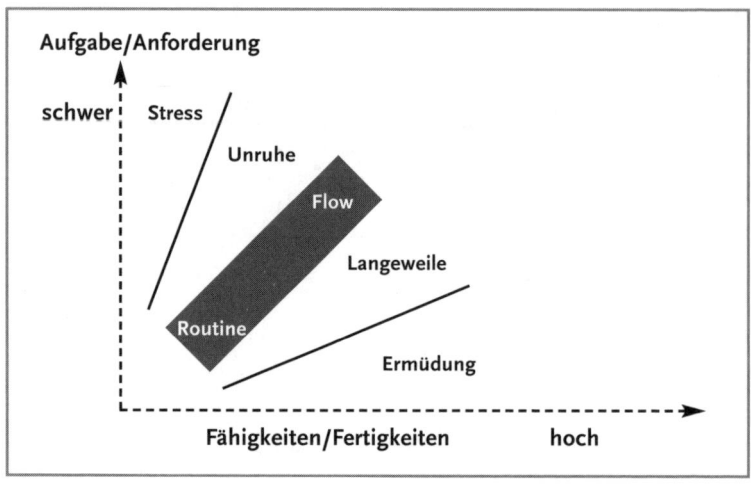

Flow

Aufgabe uns ein wenig herausfordert. Das steigert nochmals die Motivation und verhindert Routine.

Auch wenn Ihre Arbeit fließt, sollten Sie Pausen einlegen. Entspannen Sie sich zwischendurch, sonst besteht die Gefahr, dass Sie – ohne es zu bemerken – Ihre persönliche Leistungsgrenze überschreiten. Ihre eigentlich positive Arbeitsmotivation trifft irgendwann auf eine Überforderung und kann in einem Burn-out-Syndrom, in körperlicher und psychischer Erschöpfung, enden.

Fall 2: Die Aufgaben unterfordern Sie
Wenn Sie mehr können, als für die Arbeitserledigung notwendig ist, fangen Sie wahrscheinlich an, sich zu langweilen oder zu ermüden. In diesen Fällen sollten Sie Pausen dazu nutzen, sich durch Bewegung wieder in Schwung zu bringen. Gehen Sie, wenn möglich, nach draußen und machen Sie einen Spaziergang in der Natur. Gymnastik- oder Yogaübungen sind hilfreich und belebend. Auch Gespräche mit Kollegen können für die nötige mentale Erfrischung und Motivation sorgen. Versuchen Sie, sich während der Arbeit zu-

sätzliche Reize zu verschaffen, indem Sie das Radio anstellen oder sich mit Kollegen unterhalten, allerdings nur, wenn die Konzentration für die Arbeitsaufgabe nicht darunter leidet.

Fühlen Sie sich über einen längeren Zeitraum unterfordert und erleben das als frustrierend, fragen Sie Ihren Vorgesetzten, ob es anspruchsvollere Arbeit für Sie gibt. Vielleicht bestehen auch Möglichkeiten im Team, sich bei bestimmten Tätigkeiten abzuwechseln. Notfalls sollten Sie auch über einen neuen Arbeitsplatz nachdenken.

Fall 3: Die Aufgaben überfordern Sie

Was ist, wenn eine Aufgabe Sie aufgrund fehlender Kompetenzen oder Erfahrung überfordert? Da helfen erst einmal keine Pausen zur Entspannung. In diesem Fall sollten Sie gemeinsam mit Ihrem Arbeitgeber nach einer Lösung suchen. Die nächstliegende Idee wäre, eine adäquate externe Schulung oder Fortbildung zu besuchen. Denkbar wäre auch Unterstützung in Form eines internen Coachings. Vielleicht kann ein erfahrener Kollege Ihnen helfen, neue Strategien zur besseren Aufgabenbewältigung zu entwickeln. Möglicherweise gibt es auch Unterstützungsmöglichkeiten innerhalb Ihres Teams, soweit Sie mit anderen Kollegen in einem Team arbeiten. In diesem Zusammenhang könnte auch über einen Arbeitsplatztausch nachgedacht werden.

Anders stellt sich die Lage dar, wenn Überforderung durch zu viel Arbeit entsteht. Hier liegt das Problem nicht in mangelnder Ausbildung oder Erfahrung, sondern in einer falschen Arbeitsorganisation und in fehlenden Pausen.

NICHT JEDE BELASTUNG IST GLEICH STRESS

Unter einer Belastung versteht man im Arbeitsalltag erst einmal eine normale Reaktion auf eine neutrale Anforderung. Durch die Aufgabenstellung ist bedingt, ob es eine vorwiegend körperliche oder psychische Belastung ist.

Der körperliche Aspekt von Arbeit ist gut quantifizierbar. Je höher der Kraftaufwand, desto größer ist die Beanspruchung für den Organismus. Dies führt zu entsprechenden Anpassungsreaktionen vor allem des Herz-Kreislauf-Systems, der Atmung und des Skelett- und des Muskelapparates. In Abhängigkeit von Stärke und Dauer der Beanspruchung ermüdet der Körper irgendwann und benötigt eine Pause.

Psychische Arbeit ist weniger leicht zu quantifizieren. Zum einen gibt es den kognitiven Aspekt von Arbeit, der Tätigkeiten betrifft, bei denen man vorwiegend nachdenken muss und geistig gefordert ist. Das können beispielsweise mathematische Aufgaben, Büro- oder Überwachungstätigkeiten sein. Zum anderen gibt es Tätigkeiten, bei denen besonders emotionale Aspekte eine Rolle spielen. Dies können Tätigkeiten in helfenden Berufen, etwa von Ärzten und Therapeuten, oder in erzieherischen oder pflegenden Berufen sein. Die letztgenannten Bereiche sind besonders schwierig in der Beurteilung der Höhe der individuellen Beanspruchung und des notwendigen Pausenbedarfs. Weiterhin sind auch bei psychischer Arbeit körperliche Prozesse beobachtbar, die denen bei körperlicher Arbeit ähneln. Das sind vor allem eine messbar erhöhte Muskelspannung, die mit einem erhöhten Sauerstoffverbrauch einhergeht, sowie eine Erhöhung der Herzfrequenz und der Hautdurchblutung.

Erst in Abhängigkeit von den individuellen psychischen Voraussetzungen wie Fähigkeiten, Erfahrungen, Einstellungen sowie der individuellen Konstitution entscheidet sich, ob eine psychische Belastung zu einer positiven Reaktion oder zu negativem Stress führt. Ein gesundes Maß an Beanspruchung kann langfristig zur persönlichen Entwicklung und Gesunderhaltung beitragen.

Das Maß der Beanspruchung bei körperlicher Arbeit ist, vereinfacht gesagt, gut durch ein Mehr oder Weniger beeinflussbar. Auch die Leistungsgrenzen sind in etwa durch die Variablen des Sauerstoffverbrauchs der Muskulatur sowie der Belastung des Herz-Kreislauf-Systems relativ gut bestimmbar. Wenn jemand nach anstrengender körperlicher Arbeit ermüdet und schwere Beine hat, weiß er, worauf seine Müdigkeit und sein Pausenbedürfnis zurückzuführen sind.

Wann und warum jemand nach psychischer Arbeit negativ beeinträchtigt ist, ist dagegen nicht so einfach zu bestimmen. Typische Anzeichen wie Konzentrationsverlust oder die Zunahme von Fehlern sind erst in einem komplexen Wechselspiel individueller Veranlagung, Erfahrung und Motivation erklärbar. So ist es möglich, dass jemand trotz vorheriger Ermüdung spontan wieder voll leistungsfähig ist, weil er mit einer für ihn interessanten Aufgabe beschäftigt wird. Bei psychischem Stress ist nicht unbedingt die Länge einer Pause für die Auffrischung wichtig. Auch ein kurzes aufmunterndes Gespräch, Musik, ein Gedanke oder eine Erinnerung können überraschende Wirkungen zeigen.

Diejenigen, die am meisten unter den Arbeitsbelastungen leiden und gestresst sind, sind häufig diejenigen, die zu viel Arbeit gleichzeitig erledigen und nicht »Nein« sagen können.

■ *»Stress bedeutet, JA zu sagen und NEIN zu meinen!«* ■

NEIN SAGEN

Machen Sie anderen Ihre Grenzen deutlich, oder Sie landen irgendwann selbst in der Stressfalle. Sie brauchen keine Angst vor Ablehnung zu haben. Man weiß Ihre Kompetenzen zu schätzen. Würden die Kollegen oder Ihr Chef Sie sonst ständig um Ihre Hilfe bitten? Wer Nein sagen kann, beweist soziale Kompetenz und Autonomie. Neinsagen ist eine elementare Grundlage für ein effektives Pausenmanagement.

Sagen Sie Nein zu Überforderungen. Sagen Sie Ja zu einer effektiven Aufgabenbewältigung. Nicht immer ist es notwendig, dem anderen das Nein direkt und alternativlos ins Gesicht zu sagen. Es kommt auf das Wie und die jeweilige Situation an. Im Folgenden finden Sie einige alternative Kommunikationsstrategien, um Nein zu sagen. Diese können Sie anwenden, wenn Sie jemand von Ihrer Arbeit oder Ihren Pausen abhält.

PRAXISSTRATEGIEN, NEIN ZU SAGEN

1. Es klar und deutlich sagen
Anstatt lange Argumente auszutauschen, wechseln Sie in die Metaebene, und signalisieren Sie Ihrem Gegenüber eindeutig Ihre Position. Sagen Sie zum Beispiel: »Das Gespräch bringt uns nicht weiter, ich kann wirklich nicht, ich habe jetzt Pause!«

Wenn Sie eine etwas sanftere Methode bevorzugen, sagen Sie: »Ich verstehe Deine Sichtweise, aber akzeptiere Du bitte, dass ich jetzt Pause mache.«

2. Einen Kompromissvorschlag machen
Wenn Sie nicht um jeden Preis Nein sagen möchten, stellen Sie Bedingungen für Ihren Einsatz: »Gut, wenn ich das jetzt in meiner Pause für Dich erledige, dann nur unter folgender Bedingung … oder wenn Du im Gegenzug morgen für mich …«

3. Sich Bedenkzeit geben lassen
Sagen Sie im Zweifelsfall nicht sofort Nein, sondern lassen Sie sich noch Bedenkzeit. Sagen Sie: »Ich mache jetzt gerade Pause, aber ich denke darüber nach. Frage mich doch bitte später noch einmal.«

4. Dem anderen Hilfe anbieten
Eine weitere vermittelnde Methode, Ihre eigenen Anliegen durchzusetzen, ohne den anderen vor den Kopf zu stoßen, ist, Unterstützung anzubieten. Geben Sie Ihrem Gesprächs-

partner Informationen und Tipps, wie er das bestehende Problem selbst lösen kann, oder bieten Sie ein gemeinsames Vorgehen an. Sagen Sie:»Ich kann jetzt gerade nicht, aber nach der Mittagspause können wir uns in meinem Büro treffen. Dann besprechen wir, wie wir das Problem gemeinsam in den Griff bekommen.«

FÜR KLARHEIT SORGEN

Die tatsächliche Stressbelastung hängt nicht nur damit zusammen, dass man zu anderen nicht Nein sagen kann. Oftmals führen übersteigerte Selbstansprüche zu Stress.

■ *Holen Sie sich Feedback über das, was man von Ihnen erwartet!* ■

Nicht selten sind die Erwartungen der anderen weit geringer, als man denkt. Gerade die eigene Selbstüberschätzung und der Perfektionismus führen ins paradoxe Gegenteil. Man glaubt mit guter Absicht, immer hundert Prozent Leistung und mehr bringen zu müssen – und erwartet das auch von Kollegen und Mitarbeitern. Durch den überhöhten Selbstanspruch entstehen jedoch Überforderung und Übererregung, die letztendlich zu einer Abnahme der eigenen Leistungsfähigkeit führen. Der Versuch, andere Menschen mit Stress und Druck im positiven Sinne zu beeinflussen, scheitert in der Regel ebenso.

Seien Sie sich darüber im Klaren, dass Sie nicht alles und alle verändern können. Werden Sie sich darüber bewusst, was Sie tatsächlich verändern möchten und wozu Sie Nein sagen wollen. Letztlich sind es nicht die äußeren Bedingungen, die Ihnen zu schaffen – und damit Stress – machen, sondern die Art und Weise, wie Sie mit diesen Umständen umgehen.

Machen Sie sich ebenso selbst klar, welche Dinge Sie einfach so annehmen sollten, wie sie eben sind. Entscheiden Sie sich bewusst, zu den bestehenden Gegebenheiten Ja zu sagen. Dann können Sie diesen mit mehr Offenheit und Gelassenheit begegnen. Das wird sich wiederum positiv auf Ihre Arbeitsmotivation, auf Ihre Konzentration und Arbeitsleistung sowie auf Ihre Lebenszufriedenheit insgesamt auswirken.

ÜBUNG: JA SAGEN

Nehmen Sie sich zehn Minuten Zeit, um darüber nachdenken, was um Sie herum eigentlich alles gut läuft. Was soll im Prinzip so bleiben, wie es ist? Versuchen Sie das, was Sie gerade tun, und die Bedingungen, unter denen Sie es tun, anzunehmen. Stellen Sie bewusst die positiven Aspekte in den Vordergrund Ihrer Überlegungen. Lassen Sie die Dinge so sein, wie sie eben sind. Sagen Sie Ja zu Ihrem Arbeitsplatz, zu Ihren Kollegen, Ihrem Partner, Ihrer Familie, zum Wetter, zu Ihren Pausen ...

PAUSENTYPEN

Auch wenn die Pausenzeiten festgelegt sind, sagt dies noch nichts über die inhaltliche Gestaltung einer Pause aus. Die Pausengestaltung ist eine individuelle Angelegenheit. Die Variation unter den Menschen ist groß. Bei einer näheren Beobachtung und Analyse kann man jedoch typische Verhaltensmuster erkennen, die in Pausen bei verschiedenen Menschen auf ähnliche Weise ablaufen.

Die nachfolgende Typologie erhebt weder Anspruch auf Vollständigkeit noch auf wissenschaftlichen Beweisbarkeit. Generell sind Typologien immer Vereinfachungen. Sie können niemals die Individualität eines Menschen in seiner Einzigartigkeit vollständig beschreiben. Betrachten Sie die Ausführungen als Anregung zur

Selbstreflexion. Vielleicht bekommen Sie dabei Ideen zur Veränderung Ihres eigenen Pausenverhaltens.

Der Idealtyp

Der ideale Pausenmanager gestaltet seine Pausen flexibel. Er kann sich selbst ohne Hilfsmittel entspannen, wenn es nötig ist. Er legt auch vorbeugend kurze Ruhephasen zwischendurch ein. Nachmittags macht er ein kurzes Nickerchen oder bei Bedarf einen kurzen Spaziergang. Er orientiert sich weniger daran, was die anderen machen. Er geht seinen eigenen Weg, ohne dabei egoistisch zu sein. Er findet einen Ausgleich zwischen seinen Bedürfnissen und den Forderungen der Umwelt.

Der Gesprächige

Der Gesprächige sucht in seinen Pausen den Kontakt zu anderen. Er benötigt dabei kein besonderes Thema oder einen besonderen Anlass. Er bevorzugt den Smalltalk, anstatt sich in seinen Pausen mit sich selbst zu beschäftigen. Ob Gespräche über das Wetter, die allgemeine politische Situation, die Firma oder das Fernsehprogramm, der Gesprächige hat immer das Bedürfnis, sich auszutauschen. Dabei neigt er manchmal zu Koketterie. Er hört sich selbst gern reden. Zuhören ist nicht gerade seine Stärke. In sich zu gehen und sich zu entspannen scheint ihm zu langweilig.

Manche Gesprächige benötigen einfach Außenreize, um sich wohl zu fühlen. Ihnen fehlt auch die Überzeugung, dass Entspannung in Pausen von Nutzen sein kann. Andere wiederum verdecken mit ihrem ständigen Redefluss Gefühle innerer Leere oder die Beschäftigung mit zur Lösung anstehenden Problemen. Ihnen fehlen Strategien, um herunterzufahren und zur Ruhe kommen zu können.

Der Gesprächige läuft Gefahr, sich aufgrund fehlender echter Ruhephasen über den Tag nach und nach immer mehr anzuspannen. Das geschieht gerade dann, wenn die besprochenen Pausenthemen Erregungspotenzial in sich haben. Das können konfliktträchtige Gespräche über Kollegen oder andere firmeninterne Streitigkeiten sein. Anstatt sich während der Pause zu entspannen, schaukeln sich die Beteiligten in ihren Pausengesprächen gegenseitig hoch. Die Folge ist mangelnde Konzentration auf die eigentliche Arbeitsaufgabe, wenn sie an den Arbeitsplatz zurückkehren. Es gibt aber auch Kollegen, die sich tatsächlich erst bei der Arbeit entspannen können.

Wenn Sie zum *Plaudern* neigen, kann Ihnen Autogenes Training helfen, sich mehr auf sich selbst und Ihre eigenen Empfindungen zu konzentrieren. Die positive Erfahrung des Entspannungszustands wird für Sie ein positiver Anreiz zur Änderung Ihres Pausenverhaltens sein. Sie sind ein wichtiger Stimmungsfaktor im Team. Ziehen Sie sich bitte nicht ganz zurück. Das würde nicht zu Ihnen passen. Aber regelmäßige echte Pausen zur Entspannung würden auch Ihnen guttun.

Der Zurückgezogene

Der Zurückgezogene erfüllt eigentlich eine wesentliche Voraussetzung erfolgreichen Pausenmanagements: Er zieht sich in seinen Pausen zurück. Im Idealfall nutzt er seine Pausenzeit tatsächlich zur Entspannung. Die Realität sieht aber manchmal anders an. Der Rückzug in das eigene Büro kann auch ein Anzeichen für ein verdecktes Problem sein. Zum einen kann es ein Hinweis auf Schüchternheit oder soziale Ängste sein. Dann bleibt der Zückgezogene nicht allein, weil er es so will, sondern weil er nicht weiß, wie er Kontakt zu seinen Kollegen aufnehmen kann. Zum anderen kann Rückzug ein Zeichen von Konflikten sein, von ungelöstem Streit im Team oder zwischen einzelnen Personen, manchmal auch ein Hinweis auf Probleme im Privatbereich. In beiden Fällen stören Sorgen und Grübeleien die Entspannung in den Pausen.

Ziehen Sie sich in Ihren Pausen zurück, obwohl Sie sich dabei unwohl fühlen? Trainieren Sie Ihre sozialen Kompetenzen! Suchen Sie in Ihren Pausen aktiv das Gespräch mit Kollegen. Das kostet in der Tat Überwindung. Sie werden jedoch erstaunt sein, wie schnell

Sie Ihre Blockade überwinden. Doch auch wenn Sie zukünftig Ihre Pausen wieder vermehrt mit anderen verbringen, sollten Sie nicht vergessen, sich zwischendurch in Pausen aktiv zu entspannen. Muskelentspannungstraining kann Ihnen helfen, sich mit Ihren Gedanken auf Ihren Körper zu konzentrieren. Sie werden von negativen Gedanken abgelenkt und können innerlich zur Ruhe kommen.

Der Süchtige

Der Süchtige nutzt seine Pausen zur Befriedigung seiner Sucht. Er raucht Zigaretten, trinkt heimlich Alkohol oder nimmt andere Suchtstoffe ein. Der Süchtige ist überzeugt, dass er sich ohne seine Droge nicht entspannen kann. Häufig verdrängt er dabei, dass er nach längerem gewohnheitsmäßigem Konsum körperlich abhängig geworden ist. Seine innere Unruhe und Nervosität sind typische Entzugssymptome – und nicht die Unfähigkeit, sich zu entspannen.

Wer körperlich abhängig ist, braucht in der Regel Hilfe von außen. Um mögliche Entzugssymptome zu bewältigen, ist eine ärztliche Begleitung ratsam. Das betrifft auch starke Raucher, die beim Aufhören manchmal heftige Entzugssymptome bekommen können. Neben der Überwindung der körperlichen Entzugssymptome, die in der Regel nach wenigen Tagen abklingen, stellt die notwendige Umstellung der Verhaltensgewohnheiten für viele eine noch größere Herausforderung dar. Hier ist psychotherapeutische Unterstützung sinnvoll. Der Süchtige hat es verlernt, normale Gefühlszustände zu erleben und zu genießen. Der Weg in die Normalität bedarf einer Einstellungsänderung und einiger Willensstärke.

Entspannungstechniken können Ihnen helfen, verschiedene Süchte zu überwinden und natürliche Kompetenzen zur Beeinflussung Ihrer persönlichen Befindlichkeit aufzubauen. Entspannungsübungen sind echte Alternativen für die Pausengestaltung. Tun Sie sich mit Kollegen zusammen, die gleiche Ziele verfolgen wie Sie. Vermeiden Sie es, Ihre Pausen mit Unbelehrbaren zu verbringen.

Ohne echte Pausen zu machen, geht der Workaholic bei seiner Arbeit an die Grenze seiner psychischen und körperlichen Belastbarkeit. Tatsächlich werden im Moment der Höchstleistung im Körper körpereigene Endorphine, so genannte Glückshormone, ausgeschüttet. Und es ist ganz natürlich, dass man hin und wieder solche Glückszustände erleben will. Ein Leben ganz ohne Lust und Rauschzustände wäre ja auch langweilig. Die ständige Suche nach dem Kick bei der Arbeit kann jedoch zu einer Suchtentwicklung führen. Wer immer nur arbeitet, kann auf die Dauer von der Arbeit selbst süchtig werden. Ähnlich wie bei den oben beschriebenen substanzbezogenen Süchten wird die Gewohnheit irgendwann zur Sucht.

Auch wer einfach zu viel arbeitet, gewöhnt sich mit der Zeit daran, und die Arbeit wird irgendwann zum Zwang. Die Symptome eines Workaholics sind mit denen anderer Süchte vergleichbar. Es kommt zu einer *Dosissteigerung*. Man nimmt immer mehr Arbeit an oder vergisst, sich die Arbeit im Team zu teilen. Die Arbeit wird nach und nach zum Mittelpunkt des Lebens, andere Bereiche wie persönliche Hobbys, das soziale Umfeld, Freunde und Familie werden vernachlässigt.

Zur Vorbeugung einer Suchtentwicklung sind regelmäßige Pausen innerhalb der Arbeit ein wichtiger Baustein. Noch wichtiger ist, eine gesunde Balance zwischen Arbeit und Privatleben herzustellen. Zur Work-Life-Balance gehören eine Begrenzung der Arbeitszeit und die Planung von ausreichenden Ausgleichs- und Regenerationsphasen. Für die Betroffenen ist dies gar nicht so einfach. Selbst wenn körperliche Entzugssymptome wie bei anderen Süchten fehlen, bedarf es doch einiger Energie, sein Leben wieder ins Gleichgewicht zu bringen. Es fehlen im ersten Moment die Ideen, was man außerhalb der Arbeit sinnvoll mit seiner Zeit anfangen könnte, manchmal auch die innere Überzeugung, dass Entspannen oder einfach Nichtstun wichtig sind.

Das Leben besteht nicht aus einer Aneinanderreihung von Sensationen und Kicks. Gesundheit entsteht aus der Mitte und Normalität des Lebens, aus einem Wechselspiel von Herausforderungen, Aktivitäten und Erholungsphasen. Das Erlernen einer Entspannungstechnik kann dem Workaholic helfen, in sich ausgeglichener und unabhängiger von Außenreizen sowie der Bewertung durch die Umwelt zu werden.

Leider ist im Berufsleben ein großes zeitliches Arbeitspensum immer noch ein Qualitätskriterium. Es erfährt nicht derjenige die meiste Wertschätzung, der am effektivsten ist, sondern derjenige, der sich am meisten verausgabt. Dabei sollte doch eigentlich das Arbeitsergebnis das Maß der objektiven Beurteilung sein. Wo aber Gestresst-Sein in ist und man mit Überstunden kokettiert, bleiben Pausen und Entspannung zwischendurch leider oftmals noch out.

■ *Werden Sie zum Vorbild für Ihre Mitmenschen. Zeigen Sie den anderen, wie man bei der Arbeit gelassen, entspannt und trotzdem effektiv und leistungsfähig bleiben kann.* ■

MIT DER ENERGIE HAUSHALTEN

Sie haben in Ihrem Leben nur eine begrenzte Menge an Energie zur Verfügung. Dies betrifft Ihre Reserven innerhalb eines Tages, ebenso Ihre gesamte Lebensenergie. Nur ein Teil Ihrer energetischen Ressourcen ist festgelegt und durch Ihre Gene bestimmt.

Sie haben jeden Tag viele Möglichkeiten, Ihren Energiehaushalt aktiv zu beeinflussen. Sie bleiben gesund und leistungsfähig, wenn Sie es schaffen, eine Balance zwischen Anstrengung (= Energieverbrauch) und Erholung (= Energiezufuhr) herzustellen.

Physiologisch betrachtet, beeinflussen Sie im Arbeitsalltag Ihren Energiehaushalt zum einen durch eine gesunde und ausgewogene Ernährung. Zum anderen ermöglichen Ihnen insbesondere die Pausen zwischendurch, Ihrem Körper und der Psyche die nötige Erholung zu geben und Energiedefizite auszugleichen.

Eine wichtige Rolle bei Entspannung und Regeneration spielt die Atmung. Zum einen können Sie allein durch die Konzentration auf die Atmung angenehme Entspannungseffekte erzielen, zum anderen erhält Ihr Organismus in den Entspannungsphasen wichtigen Sauerstoff, der für viele psychische und körperliche Funktionen elementar ist.

ÜBUNG: DEN ATEM BEOBACHTEN

Setzen Sie sich gerade und bequem auf Ihrem Stuhl zurecht.

Schließen Sie Ihre Augen, und richten Sie Ihre Konzentration auf Ihre Atmung. Beobachten Sie das Kommen und Gehen des Atems, so wie er in diesem Moment ist, ohne ihn aktiv beeinflussen zu wollen. Stellen Sie sich vor, wie Sie mit jedem Einatmen frische Energie einatmen und mit jedem Ausatmen nach und nach immer mehr entspannen. Beobachten Sie Ihren Atem 5 bis 10 Minuten lang, solange Sie sich wohl fühlen. Danach aktivieren Sie sich wieder, in dem Sie Ihre Arme und Beine mehrmals dehnen und strecken und Ihre Augen wieder öffnen.

NATÜRLICHE RHYTHMEN

In Zeiten weltweiten Handels und zunehmender Globalisierung laufen in den High-Tech-Industrien die Produktionsstätten und Maschinen rund um die Uhr. Ohne Pausen ist der Mensch dieser Entwicklung im Prinzip gar nicht gewachsen. Es ist weder vierundzwanzig Stunden lang noch innerhalb eines Arbeitstages von morgens bis abends möglich, auf gleichem Niveau voll leistungsfähig zu sein. Schwankungen in der Leistungsfähigkeit sind unvermeidlich und natürlich.

So wie sich die Erde in einem festen Zyklus um die eigene Achse dreht, die Sonne morgens auf- und abends untergeht, so werden auch beim Menschen viele psychologische und physiologische Prozesse von einem immer wiederkehrenden zeitlichen Rhythmus beeinflusst.

Alle Prozesse, die sich in einem etwa vierundzwanzigstündigen Zyklus wiederholen, werden zirkadiane Rhythmen genannt. Einer der wichtigsten natürlichen Rhythmen ist der Schlaf-Wach-Zyklus. Dieser wiederum ist eng mit der Körpertemperatur und der Leistungsfähigkeit verbunden. Auch andere Verläufe wie die Herz-/Kreislauf- und Muskelaktivität, die Atmung oder die Gehirnaktivität sind als zyklische, wenngleich zeitlich kürzere Abläufe beschreibbar. Man spricht in diesen Fällen von ultradianen Rhythmen, die sich im Verlaufe eines Tages mehrmals wiederholen. Die Taktgeber der natürlichen Rhythmen liegen im Gehirn und steuern die Prozesse durch körpereigene Hormone und Botenstoffe. Neben genetischen Faktoren wird die hormonelle Produktion von Außenfaktoren wie dem Licht beeinflusst.

DER BIOLOGISCHE RHYTHMUS DER LEISTUNGSFÄHIGKEIT

Unserer Leistungs- und Konzentrationsfähigkeit sind natürliche Grenzen gesetzt. Zunächst gibt es einen 24-Stunden-Rhythmus, der sich bekanntlich in zwei 12-Stunden-Perioden aufteilt. Wir sind im Normalfall tagsüber aktiv und abends müde. Dies wird durch unsere innere Uhr bestimmt. Wird dieser Rhythmus künstlich verschoben, können verschiedene psychische und körperliche Störungen auftreten. Man kennt dies besonders von Schichtarbeitern, bei denen die normalen Schlafphasen verschoben sind. Häufig kommt es in der Folge der zeitlichen Verschiebungen zu Schlafstörungen, Magen-/Darmstörungen, zu Leistungs- und Stimmungsschwankungen. Auch die meisten Fehler und Unfälle treten bei Schichtarbeitern etwa um 3:00 Uhr morgens auf – während der Zeit, in der man eben normalerweise schläft. Das trifft auch auf den Straßenverkehr zu: Übermüdung in den frühen Morgenstunden ist die häufigste Ursache für Unfälle und Karambolagen.

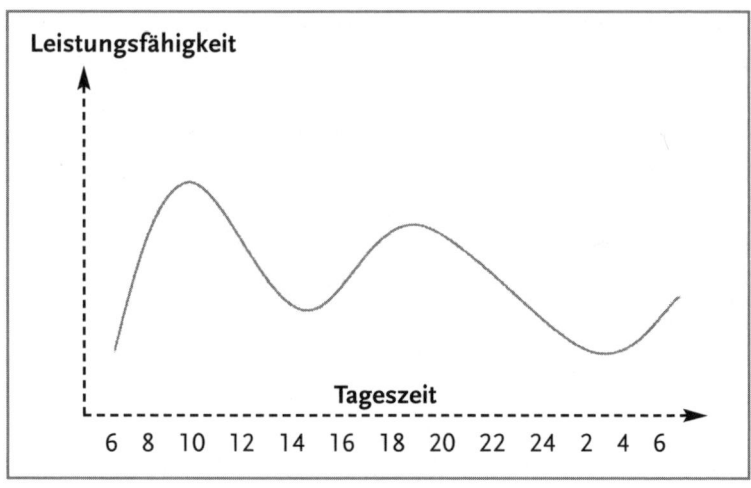

Biorhythmus

Vielleicht haben Sie die beschriebenen Probleme schon selbst einmal erlebt, wenn Sie bei einem Überseeflug in andere Zeitzonen gelangt sind. Dann hat Ihnen der *Jetlag* mit seinen unangenehmen Symptomen zu schaffen gemacht.

Die innere Uhr können Sie nicht abschalten. Sie ist angeboren und kaum einstellbar. Wenn Sie versuchen, tagsüber Schlafdefizite der Nacht aufzuholen, können Sie damit niemals den Erholungswert des Nachtschlafs ganz ersetzen. Auch Hilfsmittel wie Kaffee können biologisch bedingte Müdigkeit nur überdecken, nicht vollständig überwinden.

Auch innerhalb des Tages schwankt unsere Leistungsfähigkeit. So haben die meisten Menschen am Morgen und am späten Nachmittag ein Leistungshoch. Am frühen Nachmittag lässt unsere Wachheit und Aufmerksamkeit deutlich nach. Die meisten fallen dann in ein natürliches Leistungstief. In dieser Phase treten auch häufig Fehler bei den beruflichen Leistungen und Betriebsunfälle auf.

Individuell gibt es in der biologischen Leistungskurve leichte persönliche Unterschiede und Verschiebungen. So gibt es Nacht-

und Morgenmenschen, die entsprechend eher morgens oder abends besonders aktiv sind. Auf jeden Fall ist es hilfreich, sich seiner persönlichen Biokurve bewusst zu sein.

ÜBERLEGEN SIE!

Wie sieht Ihre persönliche Biokurve aus? Wann haben Sie Ihre Hochs, und wann fällt bei Ihnen die Leistung und die Konzentration im Tagesverlauf meistens ab? Zur Veranschaulichung Ihrer Überlegungen zeichnen Sie sich Ihre persönliche Biokurve einmal auf:

Meine Leistungsfähigkeit

6 8 10 12 14 16 18 20 22 24 2 4 6 **Tageszeit**

Meine persönliche Biokurve

Wenn es organisatorisch geht, berücksichtigen Sie Ihre natürlichen Rhythmen bei Ihrer Arbeits- und Pausengestaltung. Versuchen Sie, Ihre jeweiligen Arbeitsanforderungen Ihren Leistungsspitzen anzupassen und Ihre Pausen entsprechend zu legen. Erledigen Sie neue und schwierige Aufgaben während Ihrer Leistungshochs. Einfache Aufgaben und Routinetätigkeiten können Sie auch während Ihrer Leistungstiefs durchführen.

Unter dem Begriff *Power-Napping* werden in der Arbeitswelt schon länger die positiven Auswirkungen von kurzen Mittagsschläfchen zur Leistungssteigerung der Mitarbeiter diskutiert. Sie sind schon in manchem Unternehmen mit Erfolg eingeführt worden.

Machen Sie in Ihren Pausen auch gern einmal ein kleines Nickerchen? Achten Sie beim Schlaf zwischendurch auf die Zeit. Wenn der Schlaf länger als 20 bis 30 Minuten dauert, beginnt die Tiefschlafphase, die mit einem Absinken der Kreislaufaktivität verbunden ist. In der Folge fühlen sich viele hinterher für den Rest des Tages abgeschlagen und weniger leistungsfähig. Wenn Sie also einen Mittagsschlaf machen, dann nur in Form eines kurzen Nickerchens.

Tipp: Stellen Sie sich einen Wecker und trinken Sie unmittelbar vor Ihrem Nickerchen eine Tasse Kaffee. Die Wirkung des Koffeins setzt erst nach etwa 20 Minuten ein, genau dann, wenn Sie wieder wach und aktiv werden wollen. Oder nehmen Sie während der Ruhephase einen Schlüsselbund in die Hand. Sobald Sie beginnen, in den Tiefschlaf zu fallen, entspannt sich Ihre Muskulatur. Die Schlüssel fallen auf den Boden und Sie werden geweckt.

Für das Entspannungstraining am Tage ist es aber nicht das vordergründige Ziel, einzuschlafen. Ganz im Gegenteil: Im Vordergrund steht das Genießen des angenehmen Körpergefühls. Der Entspannungszustand ist ein eigenständiger Erlebniszustand, den es zu entdecken oder besser wiederzuentdecken gilt.

Wer über den ganzen Tag mental und körperlich fit sein will, sollte mehrere kurze Pausen machen. Eine lange Mittagspause allein reicht nicht aus. Leistungsphysiologisch sind drei bis vier Pausen zwischendurch sinnvoll. Verschiedene Untersuchungen zu ultradianen Rhythmen geben Hinweise darauf, dass Leistungsbereitschaft und Ruhebedürfnis in einem 90- bis 120-minütigem Wechselspiel stattfinden. Hören Sie auf die Signale Ihres Körpers und Ihrer Psyche. Wenn Sie nach eineinhalb oder zwei Stunden intensiver Arbeit Müdigkeit oder Konzentrationsverlust spüren, kämpfen Sie nicht dagegen an. Sehen Sie darin nicht Schwäche, sondern hilfreiche Warnsignale zur Vorbeugung von negativem Stress. Machen Sie eine kurze Pause. Nur so können Sie wichtige psychische Faktoren wie Ihre Kreativität, Ihre Wachheit, das reibungslose Zusammenspiel zwischen Wahrnehmung und Feinmotorik sowie Ihre körperliche Kraft konstant über den Tag aufrechterhalten.

■ *Versuchen Sie, Ihre Pausenzeiten Ihrem persönlichen Rhythmus, Ihrer Tagesverfassung und der jeweiligen Arbeitssituation anzupassen!*
Machen Sie mindestens alle 90 bis 120 Minuten eine Pause! ■

Bereits nach etwa 50 Minuten, also schon innerhalb einer Stunde, lässt die Konzentrationsfähigkeit von selbst stark nach. Bekanntlich dauert deswegen in der Schule eine Schulstunde 45 Minuten. Danach folgt für jeden Schüler eine Erholungspause.

Gezielte Entspannungsübungen zwischendurch haben einen positiven Einfluss auf die Konzentrationsfähigkeit. Dazu brauchen Sie nicht unbedingt eine längere Pause. Schon durch kurze Ruhephasen können Sie einer vorzeitiger Ermüdung und gleichsam einer Erhöhung der Fehlerneigung vorbeugen.

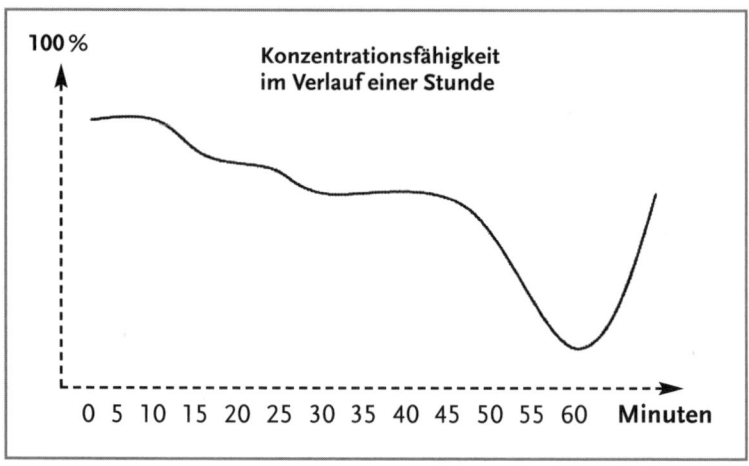

Konzentrationskurve

■ *Schon 5 bis 10 Minuten Pause reichen aus!* ■

Pausen brauchen nicht lang zu sein. Wenn Sie sich einfach nur ausruhen, setzt innerhalb von zwanzig Minuten die natürliche Regeneration ein. Durch gezieltes Entspannungstraining können Sie sich schon innerhalb von fünf bis zehn Minuten regenerieren. Es kommt nicht darauf an, wie lange Ihre Pause dauert, sondern wie Sie Ihre Pause nutzen.

Generell ist es ratsam, dass Sie Ihre Arbeit gut strukturieren und in überschaubare Teileinheiten aufteilen. So kann jede Arbeitseinheit Schritt für Schritt abgearbeitet und zwischendurch durch kurze Power-Pausen zum Krafttanken unterbrochen werden.

Es ist ein Irrtum zu glauben, durch Pausen werde wertvolle Zeit vergeudet. Um Leistung und Konzentration bis zum Abend hin erhalten zu können, brauchen Ihr Körper und Ihr Geist mehrere Erholungsphasen. Wenn Sie Pausen richtig machen, sparen Sie letztlich wertvolle Zeit.

ÜBUNG: DIE ATEMZÜGE ZÄHLEN

Schließen Sie Ihre Augen, und lenken Sie Ihre Aufmerksamkeit auf Ihre Atmung. Beginnen Sie damit, Ihre Atemzüge zu zählen. Zählen Sie beim Einatmen »eins«, beim Ausatmen »zwei«, wenn Sie wieder einatmen »drei« und so weiter bis »zehn«. Wenn Sie bei »zehn« angekommen sind, beginnen Sie wieder bei »eins«. Zählen Sie Ihre Atemzüge ungefähr 5 bis 10 Minuten lang, solange Sie sich wohl fühlen. Danach aktivieren Sie sich erneut, in dem Sie Ihre Arme und Beine mehrmals dehnen und strecken. Dann öffnen Sie wieder Ihre Augen und gehen wieder mit Ruhe Ihren Beschäftigungen nach.

Anmerkung zu dieser Übung

Die Kunst dieser vermeintlich einfachen Übung ist, mit seiner Konzentration ganz bei der Atmung zu bleiben. Das bedarf einigen Trainings. Sie werden am Anfang wahrscheinlich feststellen, dass Ihre Gedanken immer wieder abschweifen. Falls Sie das bemerken, nehmen Sie es mit Gelassenheit zur Kenntnis, und beginnen Sie wieder bei »eins« zu zählen. Hilfreich kann bei der Übung sein, die Zahlen entsprechend der Dauer der Ein- und Ausatmung lang zu ziehen, also »eiiiins«, »zweiiiii«, »dreiiiii« usw.

PAUSENREGELUNGEN

Formal gesehen sind Pausen eine Vereinbarung zwischen verschiedenen Personen, die an einer Aufgabenerledigung beteiligt sind. Das können Absprachen zwischen Arbeitgeber und Mitarbeitern oder Vereinbarungen unter Kollegen im Team sein. Denken Sie auch an die Pausen in der Schule oder an Pausen beim Sport, beim Handball, Fußball oder auch beim Boxen. Pausen werden meist durch die Uhrzeit vorgegeben und sind in der Regel verpflichtend.

Die Pausenzeiten beruhen auf Erfahrungen und werden durch Verhandlungen zwischen den Beteiligten festgelegt. In Abhängigkeit von deren Selbständigkeit und Disziplin können Pausen zu festen Zeiten festgelegt oder in freier Selbstorganisation gemanagt werden.

Eine Schwierigkeit von Pausenregelungen liegt darin, dass das Pausenverhalten, auch innerhalb von Gruppen, sehr unterschiedlich sein kann. So können feste Pausenzeiten gerade für den *Vielarbeiter* von Vorteil sein, weil er sich aus Eigeninitiative keine Pause gönnen würde. Auch der Faulenzer kann profitieren, weil sein zu großes Pausenbedürfnis so angemessen begrenzt werden kann. Eine zu starre Pausenregelung wiederum kann den kreativen Arbeitsfluss unnötig hemmen. Individuelle flexible Pausenlösungen zu finden, die der Arbeitsaufgabe und den handelnden Menschen entsprechen, stellt also eine echte Herausforderung dar.

■ *Entspannung zwischendurch steigert Ihre Leistung!* ■

Haben Sie möglicherweise die Befürchtung, nach einer Entspannungsphase zwischendurch Ihre Wachheit und Aufmerksamkeit zu verlieren? Diese Befürchtung ist unbegründet. Es kommt darauf an, mit welchen Methoden Sie sich entspannen und wie Sie sich wieder angemessen aktivieren. Wie schon beschrieben, kann sich selbst eine kurze Schlafphase positiv auf die Arbeitsergebnisse auswirken.

Moderne Unternehmen unterstützen ihre Mitarbeiter bei der Umsetzung eines wirksamen Stress- und Pausenmanagements. Wer gelassen, aber konzentriert arbeitet, ist im Ergebnis effektiver. Ruhe und ein klarer Kopf sind besser als jeder aufgeregte Aktionismus.

Zum Entspannen brauchen Sie sich nicht zu verstecken. Wer wirksame Entspannungstechniken innerhalb seines Arbeitstages einsetzt, ist kein Leistungsverweigerer. Die Dauer der Arbeitszeit ist kein Kriterium für Qualität. Auf die Effektivität der Aufgabenbewältigung kommt es an.

Pausen sind oftmals die einzige Möglichkeit, mit Kollegen über Privates oder arbeitsrelevante Belange auf kurzem Wege zu sprechen. Darauf sollen Sie auch in Zukunft nicht verzichten. Doch Ihre Pausengestaltung sollte von persönlichen Zielen geleitet sein. Nutzen Sie Pausen zur persönlichen Regeneration. Mit dem Erlernen einer Entspannungstechnik machen Sie sich unabhängiger von Außeneinflüssen und steigern Ihre Handlungskompetenz in Stresssituationen. Das bringt Ihnen neue Power und spart Ihnen Zeit, die Sie nicht für Überstunden, sondern für individuelle Bedürfnisse nutzen sollten. Auch Ihre Mitmenschen profitieren davon, wenn Sie entspannter und ausgeglichener sind.

PAUSEN-PROJEKTMANAGEMENT

Gehen Sie Ihre Pausenplanung klar an. Sehen Sie Ihr Pausenmanagement als ein persönliches Projekt, das Sie wie andere Projekte auch strategisch angehen. Ein strukturiertes und gut geplantes Vorgehen wird Ihnen das Erreichen Ihrer Ziele wesentlich erleichtern.

Beginnen Sie mit der Analyse Ihrer Pausensituation. Wie viele Pausen machen Sie zurzeit? Wie nutzen Sie Ihre Pausen? Sind Sie nach Ihren Pausen entspannter, gelassener und konzentrierter? Wie zufrieden sind Sie mit dem gegenwärtigen Zustand? Welchen Spielraum haben Sie für mögliche Veränderungen innerhalb Ihrer Tätigkeit und innerhalb der formalen Vorgaben und Regeln?

Denken Sie darüber nach, wie Sie Ihre Pausen am liebsten nutzen würden. Stellen Sie sich vor, Sie wären ein guter *Pausenmanager*. Wie sähe Ihre Pausengestaltung dann aus? Definieren Sie, wie Sie Ihren Alltag hinsichtlich Ihrer Pausen zukünftig sinnvoller gestalten wollen. Vielleicht wollen Sie eine Entspannungstechnik für die Pausen zwischendurch erlernen, um dadurch entspannter und gelassener zu sein. Gibt es in Ihrem Umfeld Vorbilder, an denen Sie sich orientieren können? Was machen die anderen besser, anders?

47

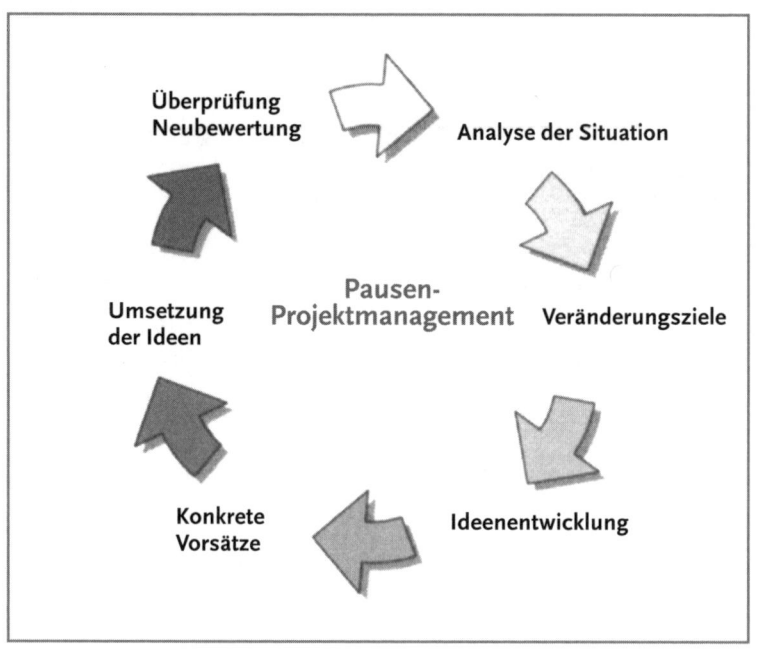

Pausen-Projektmanagement

Von wem können Sie sich etwas abschauen? Entwickeln Sie verschiedene Ideen und Szenarien. Welche Ideen sind realistisch und auch konkret umsetzbar?

Bilden Sie konkrete Vorsätze, was Sie in den nächsten Tagen, Wochen und Monaten verändern werden. Allgemeine Vorsätze wie »Ich werde meine Pausen ändern und mich mehr zwischendurch entspannen« bringen nur wenig. Je konkreter und detaillierter sie sind, desto wahrscheinlicher wird die Realisierung Ihrer Ziele. Konkreter wäre:»Ich werde die nächsten vier Wochen in jeder Mittagspause zehn Minuten Autogenes Training üben …« oder:»Ab Morgen werde ich täglich vier kurze Pausen zwischendurch machen, und zwar um 9.30, um 11.15, um 13.00 und um 15.00 Uhr …«. Schreiben Sie sich Ihre Ideen und Vorsätze auf. Durch das Aufschreiben wird aus Ihren Wünschen, die bisher nur gedanklich existierten, etwas Gegenständliches. Ihre Ziele werden sozusagen Realität. Sie erhöhen die anziehende Wirkung Ihrer Ziele. Durch Ihren konkreten Vorsatz schließen Sie quasi einen Vertrag mit sich selbst. Erzählen Sie auch Ihrem Partner und Arbeitskollegen von Ihren Vorhaben. Das bringt zusätzliche Selbstmotivation. Wer seine Ziele konkret formuliert, setzt damit einen Prozess in Gang. Bei der Umsetzung ist für viele das *Prinzip der kleinen Schritte* hilfreich. Seien Sie realistisch, und nehmen Sie sich nicht zu viel auf einmal vor. Setzen Sie Ihre Vorsätze nach und nach um. Versuchen Sie, Ihre Ideen spielerisch und mit Freude in den Alltag zu integrieren. Probieren Sie zum Beispiel die Übungen zum Autogenen Training und zur Progressiven Muskelentspannung ohne Erfolgsdruck aus. Wenn Sie etwas Erfahrung gesammelt haben, suchen Sie sich die Übungen heraus, die zu Ihnen und Ihrer Arbeitssituation passen. Sie werden nicht von einem auf den anderen Tag ein völlig entspannter Zeitgenosse sein. Lassen Sie sich auch nicht durch kleine Rückfälle in alte Pausengewohnheiten von Ihren Zielen abbringen. Perfektionismus wäre auch an dieser Stelle fehl am Platz. Besser ist eine nachhaltige und langfristig konsequente Verwirklichung Ihrer Ideen.

Überprüfen Sie in regelmäßigen Abständen Ihr Pausemanagement. Nehmen Sie gegebenenfalls Änderungen und Anpassungen vor.

Im nächsten Kapitel erfahren Sie, warum gerade Entspannung so wichtig für die Pausen zwischendurch ist. Daran anknüpfend werden Ihnen mit dem Autogenen Training und der Progressiven Muskelentspannung die beiden wichtigsten Entspannungstechniken näher vorgestellt. Sie lernen verschiedene hilfreiche Übungen für eine entspannte Pausengestaltung kennen.

WIE ENTSPANNUNG WIRKT

Mit Entspannung werden im Alltag häufig Begriffe wie Dösen, Faulenzen, Relaxen oder Müßiggang verbunden. Neben den passiven Vorstellungen vom Ausruhen oder einfach Nichtstun gelten aber auch aktive Beschäftigungen als Entspannung: spazieren gehen, sich mit anderen Menschen treffen, einkaufen oder ins Kino gehen, ein Konzert besuchen oder auch Sport treiben.

Ziel ist es, das eigene Wohlbefinden zu steigern und sich von den Anstrengungen des Alltags zu erholen. Ob man sich besser durch Aktivität oder Passivität entspannen und erholen kann, hängt von persönlichen Vorlieben sowie der Art der individuellen Alltagsbelastung ab. Wer innerhalb seiner beruflichen Tätigkeit keine Möglichkeiten zur körperlichen Aktivität hat, braucht in seiner Freizeit wahrscheinlich Bewegung und Sport. Wer sich in der täglichen Routine gelangweilt und mental unterfordert fühlt, benötigt in der Regel entsprechenden geistigen Ausgleich.

Entspannung im engeren Sinne wird sowohl unter psychischen als auch unter körperlichen Aspekten betrachtet. Die positiven Auswirkungen auf Leib und Seele stehen dabei im Vordergrund. Aber auch eine spirituelle und eine soziale Ebene spielen eine Rolle. So ist bekannt, dass ein gut funktionierendes soziales Gefüge ein wirksamer Puffer gegen Stressbelastungen ist.

Viele Menschen finden heute durch intensive Entspannung und Meditation auch Zugang zu höheren Bewusstseinszuständen. Durch tiefe Entspannung und Selbstreflexion können Momente innerer Zufriedenheit und das Gefühl eines Verbundenseins mit übergeordneten Sinnzusammenhängen erlebt werden. Andere wiederum fühlen sich auch in ihren Pausen erst in der Gemeinschaft anderer Menschen richtig wohl.

INNERE BALANCE

Aus medizinisch-psychologischer Sicht ist Entspannung ein unspezifischer Zustand gesenkter zentralnervöser und Stoffwechselaktivität. Wie sich der Mensch entspannt, ist im Prinzip gleichgültig. Wichtig ist, dass es im Alltag überhaupt Pausen und Momente der Entspannung gibt. Entspannungsphasen sind im Wechselspiel mit Phasen von Aktivität elementarer Bestandteil eines gesunden menschlichen Lebens und auf körperlicher wie auf subjektiv individueller Ebene messbar. Entspannung und Anspannung sollten in

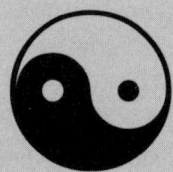

In der Chinesischen Medizin wird das Verständnis von innerer Balance durch die beiden polaren Kräfte Yin und Yan ausgedrückt. Yin steht für Ruhe und Passivität, Yan für Energie und Aktivität. Nur das ständige Wechselspiel zwischen Yin und Yan sorgt für Gesundheit. Störungen entstehen, wenn es aus der Balance gerät. So werden Muskelverspannungen und -schmerzen durch Fehlbelastungen und Fehlhaltungen erklärt, die in den entsprechenden Bereichen zu einem gestörten Energiefluss führen. Durch passende Bewegungs- und Entspannungsübungen werden der Energiefluss wiederhergestellt und die Beschwerden beseitigt.

einem Fließgleichgewicht stehen, sie sind normale Bestandteile eines funktionierenden Systems.

Das menschliche Erregungsspektrum bewegt sich auf einem Kontinuum von Stress- und Anspannung bis hin zu innerer Ruhe und Selbstversenkung. Man ist nicht entweder entspannt oder angespannt, sondern mehr oder weniger gespannt. Auch beim Entspannen schaltet der Mensch nicht ganz ab. Das ist physiologisch auch nicht wünschenswert. Es handelt sich um ein Umschalten von Aktivität auf Ruhe. Selbst im Schlaf schaltet der Mensch ja nicht völlig ab. Während die innere Erregung in Tiefschlafphasen den geringsten Wert aufweist, gibt es in den Traumphasen Anzeichen erhöhter psychischer Aktivität. Das lässt sich durch Labormessungen mit dem EEG nachweisen und wird durch unsere eigene Erfahrung bestätigt.

Typische Reaktionen während einer Entspannungsphase sind eine ruhige Atmung, ein sinkender Puls und Blutdruck sowie ein sinkender Energie- und Sauerstoffverbrauch. Die Durchblutung der Haut wird verbessert, und die Muskelspannung nimmt ab.

DIE ENTSPANNUNGSREAKTION

- Ruhige und tiefe Atmung
- Gute Sauerstoffversorgung aller Organe
- Anregung von Magen-/Darm- und Sexualfunktionen
- Sinkender Puls und Blutdruck
- Verbesserte Hautdurchblutung
- Sinkende Muskelspannung
- Geringe Schmerzempfindlichkeit
- Verbesserung der Schlafqualität
- Gestärkte Immunabwehr
- Positive Gedanken und gute Laune
- Verbesserte Konzentration und Aufmerksamkeit
- Gefühl innerer Ausgeglichenheit und mentaler Frische

Magen-/Darm- und Sexualfunktionen werden angeregt. Das vegetative Nervensystem, das Immun- und Hormonsystem kommen in einen ausgeglichenen Zustand. Stimmungsschwankungen, Nervosität und Ängste verringern sich. Innere Verkrampfung und Kopflastigkeit werden beseitigt. Die Gedanken kommen zur Ruhe, und die Wahrnehmung positiver Körperempfindungen tritt in den Vordergrund. J. H. Schultz, der Begründer des Autogenen Trainings, nannte diesen Prozess *Affektive Resonanzdämpfung*. Wenn Sie sich entspannen, sind Sie wesentlich gelassener und weniger reizbar von außen. Sie können sich von Anstrengungen erholen und neue Energiereserven aufbauen.

■ *Entspannung ist nicht als isolierte Reaktion, sondern ganzheitlich zu verstehen. Entspannung hat einen nachhaltig positiven Einfluss auf das allgemeine Wohlbefinden und die Gesundheit insgesamt.* ■

Die Entspannungsreaktion ist als Gegenteil der am Anfang des Buches beschriebenen Stressreaktion aufzufassen. Von Natur aus setzt nach einer Phase der Anspannung ganz von selbst ein Entspannungsprozess ein. Entspannung ist also die natürlichste Stressbewältigungsstrategie. Je besser Sie sich in Ihren Pausen entspannen, desto größer ist Ihr Schutz gegen Stressbelastungen.

Mit Entspannungsübungen beseitigen Sie nicht unbedingt alle Ursachen, die Ihren Verspannungen und Stresssymptomen zugrunde liegen. Das können zum Beispiel tiefer liegende zwischenmenschliche Konflikte, eine schlechte Selbstorganisation oder Perfektionsdenken sein. Werden die Stress auslösenden Bedingungen nicht verändert, wirkt die Entspannung meist nur kurz. Es besteht die Gefahr, dass innere Erregung und körperliche Anspannung ständig neu entstehen. Sehen Sie es als Herausforderung an, über das Erlernen von Entspannungstechniken hinaus über die Ursachen von Anspannungen und deren Beseitigung zu reflektieren.

ENTSPANNUNGSTECHNIKEN

Neben den unsystematischen Praktiken, die der Mensch im Alltag zur Entspannung einsetzt, gibt es eine Vielzahl von systematischen Entspannungstechniken. Mit Hilfe der speziellen Techniken kann man die Entspannungsreaktion ohne Hilfsmittel von außen gezielt und in kurzer Zeit auslösen. Entspannung wird damit zur Methode der situativen Stressbewältigung, zur Gesundheitsvorbeugung und zur Verbesserung des allgemeinen Wohlbefindens. Voraussetzung für das Erreichen der verschiedenen Ziele ist dabei ein mehrwöchiges tägliches Training. Mit Hilfe von Entspannungstechniken lernen Sie die gewünschte Entspannungsreaktion gezielt auszulösen. Entspannungstechniken helfen Ihnen dabei, gedanklich und körperlich zu mehr Ruhe zu finden und in Stresssituationen die Einheit von Körper und Psyche wiederherzustellen.

Entspannungstechniken können nachhaltig zur Regeneration, zur Verbesserung der Schlafqualität, zur Steigerung der Leistungsfähigkeit, zur Vorbereitung wichtiger Termine, zur Verbesserung der Konzentrationsfähigkeit und zur Steigerung der Kreativität eingesetzt werden. Dies betrifft den Einsatz in Pausen innerhalb der Arbeitswelt ebenso wie den Einsatz im Bereich des Leistungssports, in der Wettkampfvorbereitung und bei der Steigerung der mentalen Fitness.

DER ABLAUF EINER ENTSPANNUNGSÜBUNG

Die Übungen in den verschiedenen Entspannungsverfahren laufen in ihren modernen Formen in ähnlicher Weise ab. Erst nach einer Phase des Einstimmens kommt die eigentliche Übungsphase. Danach folgt noch ein Moment des passiven Genießens, bevor der Entspannungszustand wieder ganz zurückgenommen und die Übung beendet wird.

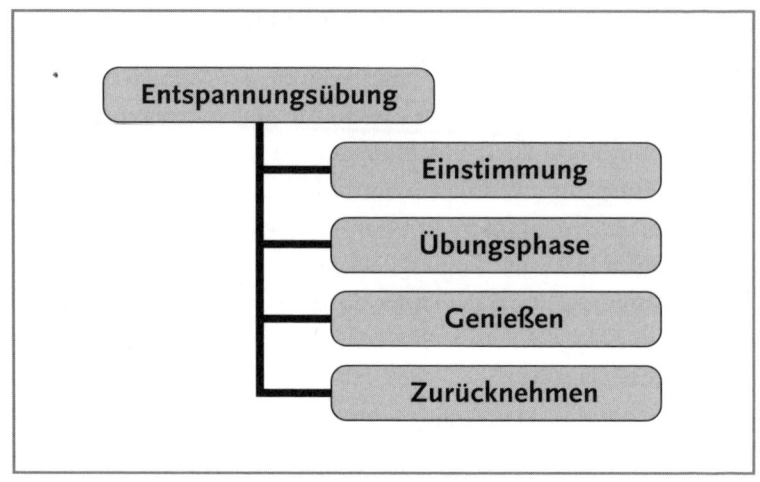

Ablauf einer Entspannungsübung

Einstimmung

Am Anfang nehmen Sie zunächst eine bequeme Haltung ein und stimmen sich innerlich darauf ein, die nächsten Minuten ganz für sich zu sein. Dabei hat es sich als hilfreich erwiesen, die Konzentration zunächst auf die eigene Körperhaltung und den Kontakt des Körpers zum Boden, zur Unterlage oder zum Sitz zu lenken. Danach achten Sie gegebenenfalls noch einen Moment lang auf Ihre Atmung. Das hilft dabei, mit den Gedanken langsam zur Ruhe zu kommen.

Übungsphase

Bei den unterschiedlichen Entspannungsmethoden werden, je nach Ausrichtung, der Körper oder die Psyche und die Konzentration stärker betont. Grundlage aller Verfahren ist die Erkenntnis, dass Körper und Psyche eine Einheit darstellen und als komplexes System aufzufassen sind. Gelingt es, eine der beteiligten Variablen positiv zu beeinflussen, wird damit auch der Gesamtorganismus zur Entspannung angeregt.

Genießen

Bevor Sie wieder Ihren Beschäftigungen nachgehen, genießen Sie noch eine kurze Zeit den angenehmen körperlichen und psychischen Entspannungszustand. Dabei können Sie sich von den Übungsanweisungen lösen. Sie gehen dann einfach Ihren eigenen Gedanken nach und träumen noch ein wenig.

Zurücknahme

Am Ende jeder Entspannungsübung ist es wichtig, den Kreislauf wieder zu aktivieren, so wie man es auch nach einem festen Schlaf tut. Dies ist notwendig, um nach einer Pause mit dem angemessenen Elan an die Arbeit zurückgehen zu können. Folgende Anweisung hat sich dabei zur Zurücknahme als hilfreich erwiesen: »Die Fäuste ballen, die Arme kräftig dehnen und strecken, tief durchatmen und die Augen wieder öffnen!«

Wenn Sie dagegen abends im Bett oder vor Ihrem Mittagsschlaf üben, dann brauchen nichts zurückzunehmen. Versuchen Sie einfach, den angenehmen Zustand der Entspannung – soweit möglich – in den Schlaf übergehen zu lassen.

DIE WIRKSAMSTEN METHODEN

Progressive Muskelentspannung und Autogenes Training sind die beiden erwiesenermaßen wirksamsten Methoden unserer Zeit. Sie finden in den nächsten Kapiteln eine ganze Reihe passender Übungen für Ihr individuelles Pausenmanagement.

Die Progressive Muskelentspannung ist neben Yoga der bekannteste körperorientierte Ansatz. Hier wird über die systematische An- und Entspannung der Muskulatur eine allgemeine Entspannungsreaktion ausgelöst. Beim Autogenen Training wird durch eine gedankliche Selbstbeeinflussung und Zentrierung der Entspannungsprozess direkt beeinflusst. Durch die Senkung der allgemeinen Anspannung kann wiederum die passive Konzentration verbessert werden. Durch die geleitete Konzentration werden die

Übenden daneben von Stör- und Außenreizen sowie von Stress erzeugenden Gedanken abgelenkt.

Im Prinzip kann jeder die beiden Verfahren erlernen. Je nach Lerntyp, Erfahrung und Lebenssituation wird aber erfahrungsgemäß eine der Entspannungstechniken bevorzugt. Um sich selbst ein Bild zu machen, versuchen Sie zunächst einmal alle Übungen zu erproben. Wenn Sie die verschiedenen Übungen kennen gelernt haben, können Sie entscheiden, welcher Ansatz der richtige für Sie ist, und das Training dann entsprechend intensivieren.

Die Fähigkeit, sich zu entspannen, ist eine schützende Ressource, die Ihnen sowohl in Krisensituationen als auch vorbeugend zur Gesunderhaltung dienen kann.

BESONDERHEITEN

Wenn man beginnt, Muskelentspannungstraining oder Autogenes Training zu erlernen, können einige Besonderheiten auftreten.

In der ersten Lernphase werden Sie vielleicht leichte Muskelzuckungen oder ein Kribbeln in den Fingern spüren. Das hängt damit zusammen, dass beim Einsetzen der Entspannung die Muskelspannung abnimmt und die Durchblutung der Blutgefäße verbessert wird. Dabei kommt es zu so genannten spontanen Entladungen innerhalb der Muskulatur. Der Blutstrom wird als Kribbeln spürbar.

Weitere Begleitmerkmale können erhöhter Speichelfluss, einsetzendes Magengrummeln sowie leichte sexuelle Erregung sein. Auch das ist normal. In der Entspannungsreaktion werden Magen-, Darm- und Sexualfunktionen aktiviert.

Gelegentlich werden am Anfang eines Entspannungstrainings Schwindelgefühle, Hitzewallungen und manchmal ängstigende Gedanken wahrgenommen. Wenn bei Ihnen negative Empfindungen überwiegen, kann das darin begründet sein, dass Sie vielleicht bestehende Probleme und Ängste verdrängt haben. Das kann zu starken körperlichen Verspannungen führen, die den positiven Entspannungsgefühlen zunächst entgegenstehen. Wenn sich die Verspannungen dann lösen, kann dies im Einzelfall von negativen Erinnerungen und Gefühlen begleitet sein. Lassen Sie sich dadurch nicht entmutigen. In der Regel verschwinden diese Symptome mit fortschreitender Übung.

Da man länger in derselben Position bleibt, können auch leichte Rückenschmerzen oder Stechen in Knien oder Schultern auftreten. Aufgrund der nach innen gelenkten Konzentration werden auch vereinzelt schon vorhandene Problemzonen intensiver wahrgenommen.

ACHTUNG!

Sollten beim Üben stärkere Rücken- oder Kopfschmerzen, Übelkeit, Kreislaufprobleme, Angst oder andere heftige Missempfindungen auftreten, brechen Sie die Übungen sofort ab!

Das Autogene Training und die Progressive Muskelentspannung in der vorgestellten Form sind zur Prävention und nicht zur Therapie von Erkrankungen konzipiert. Bei körperlichen und psychischen Störungen können Entspannungstechniken im Einzelfall nicht zweckmäßig sein! Bitte fragen Sie unbedingt Ihren Arzt vor der Anwendung der Methoden bei gesundheitlichen Problemen!

Generell ist es leichter, Entspannungstechniken präventiv in unbelasteten Lebenssituationen zu erlernen, um sie dann später nach entsprechendem Training auch in Belastungssituationen einzusetzen. Das Ausmaß der erlebten Entspannung und Konzentration ist von Mensch zu Mensch unterschiedlich und sollte nicht unter dem Leistungsaspekt gesehen werden. Wichtig bei der Durchführung der Übungen ist eine gelassene innere Einstellung. Führen Sie die Übungen ohne inneren Druck oder Leistungswillen durch.

Entspannungstraining gelingt am besten mit geschlossenen Augen. Daneben ist es generell sinnvoll, sich für die Übungen von Außenreizen und Störungen abzuschotten. Suchen Sie sich einen möglichst ruhigen Raum. Der Raum sollte nicht zu hell und nicht zu kalt, aber auch nicht zu warm sein. Schalten Sie Ihr Telefon für die Zeit des Übens ab oder richten Sie alternativ eine Rufumleitung ein. Signalisieren Sie Ihrer nächsten Umgebung, Ihrer Familie bzw. Ihren Kollegen, dass Sie in Ihrer Pause während der Durchführung des Entspannungstrainings keine Störung wünschen. Berücksichtigen Sie dabei die Strategien zum Thema *Nein sagen*.

Wenn Sie an Ihrem Arbeitsplatz keine Möglichkeit haben, sich in den Pausen zurückzuziehen, sollten Sie Ihre ersten Übungen zunächst allein zu Hause durchführen. Gerade in der Anfangsphase benötigt man Ruhe und möglichst wenig Störreize. Wenn Sie erst einmal im Training sind, können Sie die Entspannungsübungen immer besser auch in Ihren Pausen am Arbeitsplatz durchführen.

Regen Sie sich generell nicht unnötig über Nebengeräusche auf. Versuchen Sie, diese als gegeben zu akzeptieren. Mit zunehmender Übung werden Sie sich immer mehr auf sich selbst konzentrieren und weniger von außen stören lassen.

Entdecken Sie das Entspannungstraining spielerisch. Es werden Ihnen im Schwerpunkt kurze Übungen für zwischendurch, aber auch einige längere Übungen für den Feierabend vorgestellt. Kürzen Sie die Übungen für zwischendurch gegebenenfalls noch etwas ab. Es ist immer besser, sich mehrmals einige Minuten als gar nicht zu entspannen. Auch hier ist weniger mal wieder mehr!

Es könnte Ihnen in der ersten Lernphase auch helfen, sich die jeweiligen Übungsinstruktionen *auf Band* zu sprechen oder eine CD zu brennen, die Sie begleitend zu den Übungen abspielen. Wenn Ihnen das zu mühsam ist, greifen Sie auf die von uns zu den verschiedenen Themen produzierten CDs und Hörbücher zurück.

Die Power-Pause mit Entspannungsübungen gibt es im Lüchow-Verlag auch als Audio-CD.

Welchen Vorteil bieten Entspannungskurse?

Das autodidaktische Erlernen einer Entspannungstechnik ist nicht jedermanns Sache und auch nicht für jeden geeignet. Muskelentspannung und Autogenes Training werden von verschiedenen Institutionen wie Volkshochschulen, Krankenkassen und in Kliniken und von freiberuflichen Therapeuten in Kursform für Gruppen angeboten. Der Vorteil einer Trainingsgruppe ist, dass dort Erfahrungen mit anderen Teilnehmern besprochen werden können. Lernschwierigkeiten und offene Fragen, insbesondere vor dem Hintergrund psychischer oder körperlicher Probleme, können direkt mit dem Kursleiter besprochen werden.

PROGRESSIVE MUSKELENTSPANNUNG

Mit der Progressiven Muskelentspannung, auch Progressive Relaxation genannt, können Sie lernen, über die An- und Entspannung der Muskulatur einen angenehmen Zustand körperlicher und psychischer Entspannung zu erreichen.

ZUR GESCHICHTE DER PROGRESSIVEN MUSKELENTSPANNUNG

Der amerikanische Physiologe und Arzt Edmund Jacobson (* 1888; † 1983) erforschte Anfang des letzten Jahrhunderts den Zusammenhang von Muskelspannung, psychischer Befindlichkeit und psychosomatischen Erkrankungen. Er fand heraus, dass innere Spannungszustände wie Angst und Stress immer auch zu einer Anspannung der willkürlichen Muskulatur des Bewegungsapparats sowie der unwillkürlichen Muskulatur innerer Organe führen. Im Gegenzug konnte er nachweisen, dass die Herabsetzung der Muskelspannung die Aktivität des zentralen und vegetativen Nervensystems sowie das allgemeine Wohlbefinden des Menschen positiv beeinflusst. Aus diesen Erkenntnissen heraus entwickelte Jacobson nach 20-jähriger Forschung mit seiner Progressiven Muskelentspannung eine vergleichsweise einfache Entspannungstechnik, die bis heute erfolgreich zur Vorbeugung und als Heilmittel eingesetzt wird. Neben dem Autogenen Training ist die Muskelentspannung nach Jacobson das wichtigste Entspannungsverfahren der heutigen Zeit.

DER MUSKELTONUS

Unsere Muskulatur wird vom Nervensystem in ständiger Spannung gehalten. Dieser Spannungszustand wird Muskeltonus genannt. Eine Spannung ist notwenig, damit der Mensch überhaupt aufrecht stehen oder sitzen kann. Die Muskeln haben dabei eine Haltefunktion. Im Wachzustand wie im Schlaf bleibt immer eine Grundspannung erhalten. In Abhängigkeit von den Anforderungen, sei es Aktivität oder Regeneration, verändert sich der Muskeltonus. Benötigt der Mensch Erholung, sinkt er ab. Seine geringsten Werte hat der Muskeltonus im Tiefschlaf. Bewegt sich der Mensch, erhöht sich die Spannung entsprechend. Auch bei geistiger Aktivität, bei Aufregung und in Stresssituationen steigt die Muskelspannung deutlich an.

DAS PSYCHOPHYSIOLOGISCHE EINHEITSPRINZIP

Die Methode der Progressiven Muskelentspannung beruht auf dem oben erwähnten psychophysiologischen Einheitsprinzip. Wenn der Körper und die Muskulatur sich entspannen, folgt unmittelbar immer auch die Psyche. Wenn die Psyche und die Gedanken zur Ruhe kommen, entspannt sich auch die Muskulatur.

Es ist im Normalfall nicht möglich, sich körperlich zu entspannen und dabei innerlich angespannt zu bleiben. Andererseits führen psychische Erregung und Stress, sei er privater oder beruflicher Natur, zwangsläufig auch zu einer Anspannung der Muskulatur. Bei der Arbeit werden in der Folge Muskelgruppen zusätzlich angespannt, die bei der eigentlichen Tätigkeit gar nicht benötigt werden. Viele Menschen spüren dieses durch unangenehme Verspannungen im Schulter-/Nacken- sowie im Rückenbereich. Schonhaltungen und durch die Anspannung bedingte Schmerzen treten auf. Bei entsprechender Fehl- und Dauerbelastung können Rückenerkrankungen auftreten und sich unter bestimmten Voraussetzungen chronifizieren. Auch stressbedingte Funktionsstörungen des Magens, des Darms, des Atmungsapparates oder des Herzens können durch Übererregung der unwillkürlichen Muskulatur ausgelöst werden.

In den Übungen der Progressiven Muskelentspannung wird die Spannung der Muskulatur als subjektiver Indikator für individuelles Entspannungsempfinden eingesetzt. Sie vergrößern durch das Training Ihre Sensibilität für Ihre Muskulatur deutlich. Sie lernen nach und nach, Unterschiede in der Muskelspannung bewusster wahrzunehmen und auftretende Verspannungen bei Bedarf gezielt zu lösen. Wenn Sie häufig üben, nehmen Sie immer mehr positive Entspannungsgefühle wahr.

VON DER ANSPANNUNG ZUR ENTSPANNUNG

Die Progressive Muskelentspannung beruht auf einem vom zentralen Nervensystem gesteuerten Ausgleichssystem, in dem positive Wechselwirkungen zwischen Muskulatur, Hormonen und psychischer Befindlichkeit ineinandergreifen.

Auf muskulärer Ebene sorgen verschiedene Reflexbögen dafür, dass sich ein Muskel nach einem Zusammenziehen beim Loslassen ganz von selbst entspannt und in seinen Ausgangszustand zurückbewegt. Genauso wird ein Muskel nach einer Dehnung wieder ganz von selbst entspannt und zusammengezogen. Die Reaktion der Muskulatur hängt davon ab, wie lang und wie stark die Anspannung ist und wie viele Muskeln gleichzeitig angespannt werden.

Auf übergeordneter zentralnervöser Ebene erhält unser Gehirn bei einer einsetzenden Muskelentspannung die Information, dass der Organismus von Aktivität auf Erholung umschaltet. Darauf schüttet das Hormonsystem Botenstoffe aus, die eine entspannende Wirkung auf den Organismus haben. In der Folge wird unser körperlich-psychisches Gesamtwohlbefinden positiv beeinflusst. Durch die positiven Empfindungen entspannt sich wiederum die Muskulatur. So wird ein sich selbst verstärkender positiver Entspannungsprozess in Gang gesetzt, der im Idealfall zu einer wohltuenden Tiefenentspannung führt.

Neben der direkten Beeinflussung der Muskulatur wirkt beim Muskelentspannungstraining indirekt auch der Faktor der Konzentration mit. Zum einen wird allein durch die Konzentration auf die Muskulatur die Entspannung beschleunigt. Zum anderen werden Sie durch die gedankliche Zentrierung auf die Muskelentspannung von Dingen abgelenkt, die Sie sonst möglicherweise aufregen könnten. Sie werden durch Progressive Muskelentspannung sozusagen auf andere Gedanken gebracht.

Abgesehen von der Entspannung und der Regeneration ist auch die Ablenkung ein wichtiger Aspekt innerhalb Ihres Pausenmanagements. Muskelentspannungstraining kann Ihnen helfen, sich während der Pause von negativen Gedanken und Stressoren abzulenken.

DAS ÜBUNGSPRINZIP

Progressiv, fortschreitend, heißt die Entspannungsmethode, weil sich die Muskulatur mit fortschreitendem Training immer besser entspannt. Der geübte Anwender lernt auch zunehmend immer mehr Muskeln gleichzeitig und mit fortschreitendem Tempo zu entspannen.

In den Muskelentspannungsübungen werden Sie verschiedene Muskelbereiche zunächst gezielt an- und dann wieder entspannen. Ihre Muskeln entspannen sich dann ganz von selbst wieder und sind unter den genannten Voraussetzungen sogar entspannter als vorher. Vielleicht kennen Sie dieses Vorgehen vom Stretchen und Dehnen beim Sport. Auch beim Hatha-Yoga, beim Qi Gong und anderen Methoden spielt die Dehnung und Streckung der Muskulatur als wichtige Einflussgröße des Entspannungsprozesses eine entscheidende Rolle.

Sie beginnen die Übungen mit der aktiven Anspannung eines Muskelbereichs und halten die Spannung für etwa 5 Sekunden. Dabei konzentrieren Sie sich bewusst auf den Spannungszustand und die damit einhergehenden Empfindungen. Anschließend erfolgt die Entspannung des Muskelbereichs. Dieses geschieht beim Loslassen durch eine physiologisch bedingte Entspannung ganz von selbst. Ihre einzige Aufgabe ist es nun, den Entspannungsprozess passiv zu beobachten, bei jeder Muskelgruppe etwa 20 Sekunden lang. In der Folge werden Sie aufgefordert, verschiedene Muskelgruppen nacheinander anzuspannen und zu entspannen.

■ *Achten Sie beim Anspannen der Muskeln darauf, dass Sie nicht verkrampfen und die Anspannung noch als angenehm empfinden können. Spannen Sie Problembereiche nur leicht an. Spannen Sie niemals in den Schmerz hinein an!* ■

Es gibt Lang- und Kurzformen, die Sie je nach Vorliebe und Situation durchführen können. Daneben können Sie in Abhängigkeit von Ihrer individuellen Belastung spezielle Übungen für einzelne Muskelgruppen wie den Schulter/Nacken-, den Bauch- oder den Gesichtsbereich trainieren. Mit zunehmender Übung können Sie selbst entscheiden, welche Übungsvarianten für Sie hilfreich sind, und Ihr persönliches Muskelentspannungsprogramm zusammenstellen. Versuchen Sie, gerade in der Anfangsphase nicht zu streng mit sich zu sein und die Entspannungsmethode spielerisch zu entdecken.

Die klassische Langform für den gesamten Körper beginnt mit den Armen und Händen. Es folgen die Gesichtsmuskulatur sowie der Schulter- und Nackenbereich. Vom Oberkörper wird die Konzentration vom Brustkorb hinunter zum Bauch und weiter zum Gesäßbereich gelenkt. Abschließend werden die Beine und Füße nacheinander entspannt.

Die Übungen verlaufen in der klassischen Form von oben vom Oberkörper nach unten zum Unterkörper. Dieses Vorgehen ist wissenschaftlich begründet. Die Argumente dafür werden Ihnen bei den jeweiligen Übungen vorgestellt. Die Progressive Muskelentspannung ist insgesamt wie kein anderes Verfahren eng an der naturwissenschaftlichen und experimentellen Forschung orientiert.

Bei anderen meditativen Techniken, die eher aus der fernöstlichen Tradition entstanden sind, beginnen Entspannungsübungen oftmals mit der Konzentration auf die Füße. Man sieht dies sinnbildlich als Ausdruck einer festen Verwurzelung des Menschen mit der Natur. Am Anfang der Übungen steht hier die Kontaktaufnahme zum Boden und zur Erde. Westliche und fernöstliche Vorgehensweisen sind vor dem Hintergrund Ihrer jeweiligen Philosophie gleichsam nachvollziehbar.

DIE KÖRPERHALTUNGEN

Muskelentspannung kann im Liegen und im Sitzen durchgeführt werden. Eine entspannte Haltung ist die beste Voraussetzung für eine gelungene Entspannungsphase. Für die meisten Menschen ist am Anfang die Liegehaltung leichter. Sie sollten begleitend aber auch die Sitzhaltung einüben, da Sie die Sitzhaltung bei der Arbeit in Pausen zwischendurch wahrscheinlich am besten anwenden können. Selbst wenn Sie zu den wenigen gehören, die sich am Arbeitsplatz hinlegen können, kann für Sie die Sitzhaltung in vielen Situationen unterwegs hilfreich sein.

Die Liegehaltung

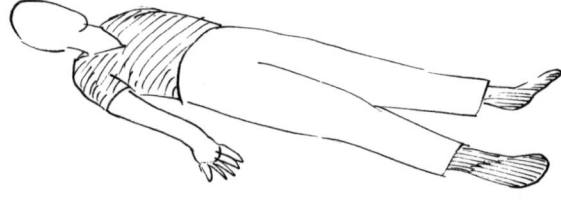

Legen Sie sich in Rückenlage auf eine Matte oder Decke auf dem Boden. Abends vor dem Schlafen bietet es sich an, auf dem Bett zu üben. In der Liegehaltung sind die Beine leicht gespreizt, sodass sie sich nicht gegenseitig berühren. Die Fußspitzen fallen zur Seite.

Die Arme liegen entspannt neben Ihrem Körper. Ihre Handflächen sind nach oben zur Decke gerichtet. Nach Bedarf legen Sie sich ein Kissen unter den Kopf. Es sollte aber nicht zu hoch sein, da Sie sonst Ihre Nackenmuskulatur künstlich anspannen. Wer Beschwerden im unteren Rückenbereich hat, kann sich zusätzlich zur Entlastung ein Kissen oder eine zusammengerollte Decke unter die Kniekehlen legen.

Die Entspannungsinstruktionen im Liegen sind generell auf die gerade Rückenlage ausgerichtet, da so die Muskulatur im Normalfall am besten entspannt. Wenn Sie sich jedoch in dieser Haltung gar nicht entspannen können, legen Sie sich behelfsweise auf die Seite.

Die Sitzhaltungen

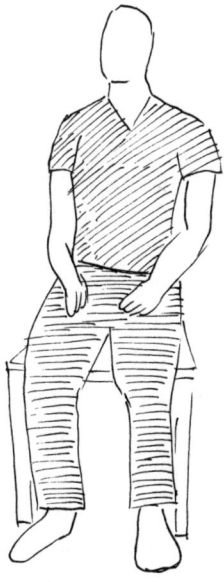

Setzen Sie sich bequem auf einem Stuhl, Hocker, Lehnstuhl oder Sessel. Sie können Ihren Rücken angelehnt oder aufrecht und gerade halten. Nehmen Sie eine für Sie angenehme Position ein. Lassen Sie Ihre Muskulatur möglichst locker. Legen Sie Ihre Beine nicht übereinander, und überkreuzen Sie auch nicht Ihre Arme. Die Beine bleiben angewinkelt und parallel nebeneinander stehen. Die Füße berühren den Boden. Die Arme legen Sie auf Ihren Oberschenkeln oder auf den Armlehnen, soweit vorhanden, ab.

Die Büro-Sitz-Liegehaltung

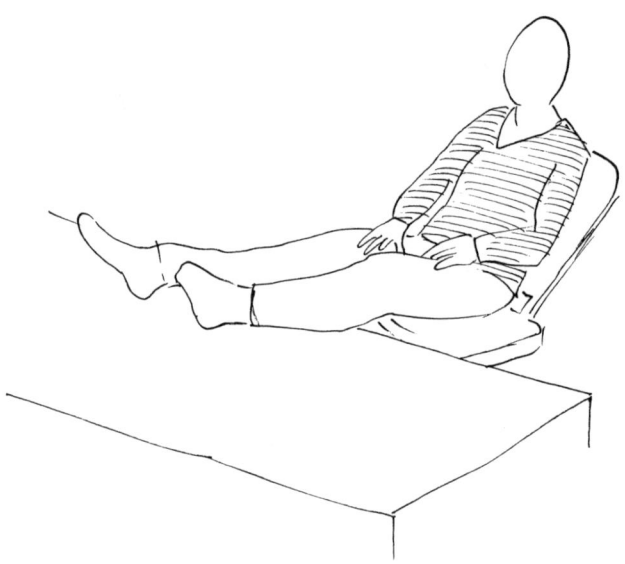

Wenn Ihnen die klassische Sitzhaltung zu unbequem erscheint, Sie sich an Ihrem Arbeitsplatz aber auch nicht hinlegen können, versuchen Sie es alternativ mit der Büro-Sitz-Liegehaltung. Dazu nehmen Sie am besten einen Bürostuhl mit klappbarer Rückenlehne, ersatzweise einen normalen Stuhl mit Rückenlehne. Zusätzlich benötigen Sie eine erhöhte Auflagefläche für Ihre Beine. Das kann ein anderer Stuhl oder eben der Schreibtisch sein. So können Sie es sich beim Üben so richtig bequem machen. Diese Haltung ist physiologisch nicht die beste Lösung, sie hat aber psychologische Vorteile. Man bringt in dieser Haltung deutlich das eigene Entspannungsbedürfnis zum Ausdruck und signalisiert sich und der Umgebung: »Ich mache jetzt eine Pause!«

■ *Achten Sie auf bequeme Kleidung!* ■

Hilfreich bei der Durchführung von Entspannungsübungen ist generell bequeme Kleidung. Das ist natürlich zu Hause leichter zu machen als bei der Arbeit. Aber auch im Arbeits- oder Businessdress kann man einige Hilfsmaßnahmen ergreifen. Ziehen Sie Ihren Blazer oder Ihr Jackett aus. Lockern Sie Ihren Gürtel, um den Bauch zu entspannen. Geben Sie Ihrer Atmung den nötigen Raum. Bei einem Hemd lösen Sie die obersten Knöpfe am Hals sowie eventuell Ihr Halstuch oder Ihre Krawatte. In der Liegehaltung und in der Liege-Sitzhaltung ist es auch von Vorteil, ohne Schuhe zu üben. Nehmen Sie gegebenenfalls auch die Brille ab.

VORSCHLÄGE ZUR VORGEHENSWEISE

Die Progressive Muskelentspannung kann nur durch regelmäßiges Training erlernt werden. Mit zunehmender Übung nehmen die Effekte und Erfolge zu und treten bei fortschreitender Übung immer schneller ein. Wenn Sie Muskelentspannung selbst erlernen möchten, üben Sie am besten über mehrere Wochen täglich.

Sie finden nachfolgend passende Übungsvorschläge für verschiedene Körperbereiche. Lassen Sie sich in der Anfangszeit ausreichend Zeit, die einzelnen Muskelgruppen zu entspannen. Machen Sie erst dann weiter, wenn Sie jede Übung mehrere Tage lang wiederholt durchgeführt haben. Die Übungen bauen aufeinander auf.

Wenn Sie nicht so sehr an einem systematischen Trainingsplan interessiert sind, dann probieren Sie die Übungen zum Kennenlernen einfach nacheinander aus. Wählen Sie sich die Übungen aus, die Sie als hilfreich empfinden, und üben Sie damit nach Lust und Laune weiter.

ERSTE LERNSCHRITTE FÜR DIE PROGRESSIVE MUSKELENTSPANNUNG

1. Woche: 1- bis 2-mal täglich Arme u. Gesichtsmuskulatur entspannen
   - Übungen 1, 2 und 3
2. Woche: 1- bis 2-mal täglich Arme, Gesicht, Hals und Schultern entspannen
   - Übungen 2, 3, 4 und 5
3. Woche: 1-mal täglich Arme, Gesicht, Hals, Schultern, Brust und Bauch entspannen
   - Übungen 2, 3, 4, 5 und 6
4. Woche: 1-mal täglich den gesamten Körper entspannen
   - Übungen 1 bis 7, siehe auch Hinweise zur Ganzkörperentspannung

Es hat sich generell als hilfreich erwiesen, die Übungen zu festen Tageszeiten durchzuführen und mit täglichen Ritualen zu verbinden. Man übt zum Beispiel morgens nach dem Aufstehen, innerhalb festgelegter Pausen, direkt nach Feierabend oder abends vor dem Einschlafen. Am Tage üben Sie am besten im Sitzen, am Abend können Sie dann nach Wunsch in Ruhe im Liegen üben.

DIE ARME

Beginnen Sie Ihr Training mit der Entspannung der Arme. Da wir die meisten Dinge im alltäglichen Leben mit Hilfe der Arme und Hände verrichten, ist die Entspannung der Arme für die meisten am einfachsten. Die Arme und besonders auch die Hände haben in unserem Gehirn im Vergleich zu anderen Körperteilen relativ große Projektionsfelder. Sie sind entsprechend mit vielen Nervenenden und Sensoren ausgestattet. Aus diesem Grunde sind wir für Entspannungsprozesse in diesem Bereich gut ansprechbar. Das Gleiche gilt im Übrigen auch für die Schmerzempfindlichkeit. Denken Sie an die Schmerzen bei einer auch nur leichten Fingerverletzung!

Beginnen Sie die Übungen stets mit Ihrem dominanten Arm – bei den meisten ist es der rechte. Wenn Sie Linkshänder sind, beginnen Sie entsprechend mit Ihrem linken Arm. Nachfolgend finden Sie die Instruktionen für die erste Übung mit dem rechten Arm. Die Übung dauert etwa 4 Minuten.

ÜBUNG 1: ENTSPANNUNG DES RECHTEN ARMS

Nehmen Sie eine bequeme Sitzhaltung ein. Schließen Sie Ihre Augen, wenn Sie das möchten, und richten Sie Ihre Konzentration auf den rechten Arm. Versuchen Sie zunächst, Ihren Arm einfach nur wahrzunehmen. Spüren Sie die Stellen, an denen Ihr Arm Ihren Körper oder die Armlehne berührt.

Schließen Sie nun die rechte Hand zur Faust, spannen Sie sie fest an, und halten Sie einen Moment lang die Spannung. Spüren Sie bewusst die Spannung in Ihrem rechten Unterarm und in der rechten Hand (ca. 5 Sekunden lang).

Nun lassen Sie Hand und Unterarm wieder ganz locker. Achten Sie darauf, wie sich die Muskulatur ganz von selbst entspannt, ohne dass Sie aktiv etwas dazu tun müssen. Versuchen Sie dabei auch subtile Empfindungen wie Kribbeln, Pulsieren, Wärme oder Schwere wahrzunehmen.

Lassen Sie auch Ihre Finger ganz entspannt. Spüren Sie, wie die Spannung im Daumen, im Zeigefinger, im Mittelfinger, im Ringfinger und im kleinen Finger ganz von selbst nachlässt (ca. 10–20 Sekunden lang).

Schließen Sie nochmals Ihre rechte Hand zur Faust (ca. 5 Sekunden lang). Faust ballen, Spannung halten, halten – und wieder loslassen. Versuchen Sie den Übergang von der Anspannung zur Entspannung bewusst wahrzunehmen (ca. 20–30 Sekunden lang).

Spannen Sie nun den rechten Oberarm an (ca. 5 Sekunden lang). Winkeln Sie den Ellenbogen an. Drücken Sie Ihren Unterarm gegen Ihren Oberarm, so, als wollten Sie Ihre Muskeln im rechten Oberarm zeigen. Anspannen, Spannung halten, halten – und wieder locker lassen. Lassen Sie ganz los, und achten Sie auf Ihre Empfindungen im Oberarm. Beobachten Sie die unterschiedlichen Empfindungen während der Anspannung und der Entspannung (ca. 10–20 Sekunden lang).

Spannen Sie nun den rechten Oberarm nochmals an (ca. 5 Sekunden lang). Anspannen, Spannung halten – und wieder lockerlassen (ca. 20–30 Sekunden lang).

Spannen Sie nun gleichzeitig Ihren rechten Unter- und Oberarm an (ca. 5 Sekunden lang). Die Faust ballen und den Ellenbogen anwinkeln, die Spannung halten, halten – und wieder lockerlassen. Lassen Sie ganz los, und legen Sie Ihren Arm wieder neben sich ab.

Spüren Sie, wie Ihr rechter Arm angenehm gelöst und entspannt auf Ihren Beinen bzw. der Armlehne aufliegt (ca. 30 Sekunden lang).

Nun aktivieren Sie sich wieder! Ballen Sie Ihre Hände zu Fäusten, dehnen und strecken Sie Ihre Arme. Atmen Sie tief ein und aus und öffnen Sie dann Ihre Augen!

In der nächsten Übung wiederholen Sie die Anweisungen zur Entspannung des rechten Arms und weiten die Übung dann auf den linken Arm aus. Nachdem Sie die beiden Arme einzeln entspannt haben, spannen Sie abschließend nochmals beide Ober- und Unterarme gleichzeitig an. Die Übung dauert etwa 10 Minuten.

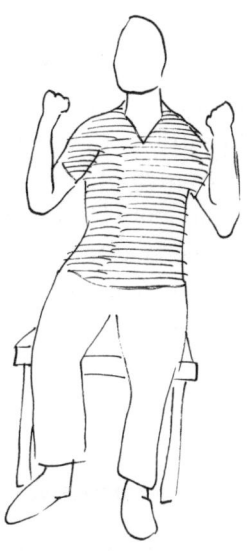

Lassen Sie sich während der ersten Versuche ausreichend Zeit. Setzen Sie sich nicht unter Leistungsdruck. Es ist durchaus normal, wenn Sie am Anfang keine großen Entspannungsgefühle erleben. Vielleicht glauben Sie sogar, Ihre Muskulatur überhaupt nicht zu spüren. Das kann zum einen daran liegen, dass Sie nicht fest genug anspannen, der Unterschied zwischen der Anspannung und Entspannung also nicht deutlich genug hervortritt. Vielleicht haben Sie aber auch zu hohe Erwartungen oder falsche Vorstellungen von den Trainingseffekten. Erwarten Sie keine *Wunder*. Zum Erspannungserleben gehören ganz normale Empfindungen, wie Sie sie auch aus dem Alltagserleben kennen, zum Beispiel nach schwerer körperlicher Arbeit oder nach dem Sport. Je weniger Sie zu Beginn von der Entspannungsmethode erwarten, desto mehr werden Sie mit zunehmender Übung davon profitieren. Lassen Sie sich überraschen!

DIE GESICHTSMUSKULATUR

In der nächsten Übung geht es um die Entspannung der Gesichtsmuskulatur. Gerade der Stirn-, Augen- und Kieferbereich ist bei vielen unbewusst zu sehr angespannt. Dieses hängt häufig mit durch den Arbeitsplatz bedingten Zwangshaltungen zusammen. Wenn man beispielsweise zu lange am Computer arbeitet, ohne zwischendurch Pausen einzulegen, werden dabei neben dem Schulter-/Nackenbereich besonders die Augen und angrenzende Muskelpartien belastet. Wenn man dabei auch noch innerlich angespannt, vielleicht unter Zeitdruck arbeitet, führt das zu unangenehmen Verspannungen und letztlich zu Spannungskopfschmerzen.

Es kann für Sie also sehr nützlich sein, das Augenmerk zwischendurch immer einmal wieder Ihrer Gesichtsmuskulatur zuzuwenden. Zunächst ist es für Sie vielleicht ungewöhnlich, die einzelnen Muskelgruppen der Gesichtspartie bewusst anzuspannen. Es sieht auch tatsächlich etwas komisch aus, so als schneide man merkwürdige Grimassen. Aber Sie können dadurch Kopfschmerzen wirkungsvoll vorbeugen, und Sie werden durch wohltuende Entspannungsempfindungen belohnt.

Lassen Sie die einzelnen Muskelgruppen jeweils wieder etwa fünf Sekunden angespannt und beobachten anschließend etwa zehn bis zwanzig Sekunden die nachlassende Spannung. Jeder Muskelbereich wird zweimal nacheinander an- und entspannt.

ÜBUNG 3: ENTSPANNUNG DER GESICHTSMUSKULATUR

Nehmen Sie eine bequeme Sitz- oder Liegehaltung ein. Schließen Sie die Augen, wenn Sie das möchten, und richten Sie die Konzentration auf Ihre Stirn.

Welche Empfindungen gehen von Ihrem Stirnbereich aus? Ist Ihre Stirn gelöst und entspannt oder leicht angespannt? Nehmen Sie Ihre Empfindungen so, wie sie gerade sind.

Versuchen Sie nun Querfalten auf Ihrer Stirn zu ziehen, indem Sie die Augenbrauen nach oben ziehen. Halten Sie die Spannung, und achten Sie auf Ihre Empfindungen im Stirnbereich.

Lassen Sie Ihre Stirn wieder entspannen und versuchen Sie die unterschiedlichen Empfindungen während der Anspannung und der Entspannung im Stirnbereich wahrzunehmen.

Ziehen Sie nochmals die Augenbrauen nach oben und halten Sie die Spannung. Nun lassen Sie die Stirn wieder entspannt und glatt werden. Genießen Sie die angenehmen Empfindungen im Stirnbereich und spüren Sie, wie über der Stirn auch die gesamte Kopfdecke wohlig entspannt ist.

Schließen Sie jetzt fest beide Augen und achten Sie auf die Spannung der Augenmuskulatur und um die Augen herum. Halten Sie kurz die Spannung und lassen Sie wieder los. Genießen Sie die angenehme Empfindung, wenn Ihre Augenlider entspannen und ganz von selbst schwer und schwerer werden.

Wiederholen Sie die An- und Entspannung der Augenpartie und halten Sie anschließend Ihre Augen wieder leicht geschlossen.

Ziehen Sie nun Ihre Mundwinkel nach oben, so, als ob Sie breit übers ganze Gesicht grinsen wollten. Achten Sie auf die Empfindungen in Ihren Lippen, Wangen, Schläfen und um die Nasenflügel herum. Halten Sie kurz die Spannung und lassen Sie wieder los. Sie können spüren, wie sich die Mundwinkel und die angesprochenen Muskelgruppen schnell und ganz von selbst wieder entspannen, ohne dass Sie aktiv darauf Einfluss zu nehmen brauchen.

Wiederholen Sie diese Übung. Die Mundwinkel nach oben ziehen, die Spannung kurz halten – und wieder loslassen.

Spannen Sie jetzt Ihre Kiefermuskulatur an, indem Sie die Backenzähne leicht gegeneinanderdrücken. Lassen Sie die Muskulatur wieder locker werden und achten Sie auf die nachlassende Spannung im Kieferbereich.

Wiederholen Sie diese Übung. Die Backenzähne leicht gegeneinanderdrücken, die Spannung kurz halten – und dann wieder loslassen. Spüren Sie, wie Ihr Kiefer nach und nach immer mehr nach unten nachgibt und sich Ihr Mund dabei leicht öffnet.

Drücken Sie nun Ihre Zunge fest gegen den Gaumen und achten Sie auf die Spannung in den angesprochenen Muskelbereichen. Lassen Sie wieder los und beobachten Sie, wie sich Ihre Zunge ganz von selbst in eine entspannte Position zurückbewegt.

Drücken Sie Ihre Zunge nochmals gegen den Gaumen, halten Sie die Spannung – und nun lassen Sie wieder los. Verweilen Sie einen Moment in der Haltung. Genießen Sie, wie die gesamte Gesichtsmuskulatur angenehm entspannt ist.

Nun aktivieren Sie sich wieder! Ballen Sie die Hände zu Fäusten, dehnen und strecken Sie die Arme. Atmen Sie tief ein und aus, dann öffnen Sie die Augen!

Haben Sie in einer Pause oder zu Hause etwas mehr Zeit zur Verfügung und fühlen Sie sich von den Übungen angesprochen, können Sie die Entspannung der Gesichtsmuskulatur noch sinnvoll erweitern. Den Stirnbereich können Sie zusätzlich ansprechen, indem Sie die Augenbrauen nicht nur nach oben ziehen, sondern anschließend auch noch zusammenziehen, sodass sich auf der Stirn Längsfalten bilden. Die Augen können Sie, nachdem Sie diese fest geschlossen haben, weit öffnen und erst dann wieder entspannen und schwer werden lassen. Sprechen Sie die Muskulatur um die Nase herum an, indem Sie die Nasenflügel rümpfen und Ihre Nase kraus ziehen. Öffnen Sie weit Ihren Mund, und strecken Sie dabei die Zunge weit hinaus. Machen Sie einen übertriebenen Spitz-/Kussmund und entspannen Sie den Bereich danach wieder. Diese Übungen können Verspannungen im Mund-/Kieferbereich lösen helfen. Abschließend spannen Sie alle Muskelbereiche, die Sie vorher einzeln entspannt haben, gleichzeitig an, so, als wollten Sie über das gesamte Gesicht eine Grimasse schneiden.

HALS, NACKEN UND SCHULTERN

Nach der Entspannung der Gesichtsmuskulatur werden in den beiden folgenden Abschnitten die Entspannung des ebenfalls sensiblen Nackenbereichs sowie des Schulterbereichs beschrieben. Achten Sie bei diesen Körperbereichen besonders darauf, dass Sie sie nicht zu fest anspannen. Es reicht, wenn Sie beim Anspannen eine nur leichte Anspannung spüren.

Die Übungen zur Entspannung von Hals und Nacken sowie der Schultern eignen sich besonders zum Abbau und zur Vorbeugung von Muskelverspannungen am Schreibtisch. Sie können auch einzelne Übungsteile, die Ihnen besonders guttun, für sich allein durchführen. Dazu brauchen Sie nicht auf eine längere Pause zu warten. Machen Sie Kurzübungen einfach zwischendurch. Sie brauchen Ihre Arbeit dazu auch nicht wirklich zu unterbrechen. Selbst im Stehen können diese Übungen gut angewandt werden.

ÜBUNG 4: ENTSPANNUNG DER HALS-
UND NACKENMUSKULATUR

Nehmen Sie eine bequeme Sitz- oder Liegehaltung ein. Dehnen und strecken Sie mehrmals kräftig Ihre Arme und Beine. Das wird Ihnen helfen, eine entspannte Position zu finden. Schließen Sie nun die Augen, wenn Sie das möchten, und richten Sie Ihre Konzentration auf den Nackenbereich. Lassen Sie alle Spannungen entweichen, und versuchen Sie, Ihre Nackenmuskulatur so locker wie möglich zu lassen.

Drehen Sie Ihr Gesicht nach oben zur Decke und bewegen Sie dabei Ihren Kopf langsam nach hinten, bis Sie eine leichte Spannung im Nacken spüren. Spannen Sie nicht zu fest an, nur soweit es für Sie angenehm ist. Lassen Sie wieder los und halten Sie Ihren Kopf nun gerade. Spüren Sie die nachlassende Spannung im Hals-/Nackenbereich.

Wiederholen Sie diese Übung. Den Kopf leicht nach hinten bewegen, kurz halten – und anschließend wieder loslassen und entspannen.

Bewegen Sie nun Ihren Kopf langsam nach vorn, indem Sie versuchen, Ihr Kinn gegen die Brust zu drücken. Achten Sie auf die Spannung. Lassen Sie wieder los und richten Sie Ihren Kopf wieder auf. Beobachten Sie, wie die Spannung auf angenehme Weise nachlässt.

Bewegen Sie nun Ihren Kopf nochmals langsam nach vorn. Halten Sie kurz die Spannung, lassen Sie wieder los, und richten Sie Ihren Kopf dann auf.

Bewegen Sie nun Ihren Kopf vorsichtig nach rechts. Halten Sie kurz die Spannung. Entspannen Sie nun wieder, und beobachten Sie, wie sich der Kopf quasi von selbst in die Ausgangsposition zurückbewegt.

Drehen Sie Ihren Kopf ein zweites Mal vorsichtig nach

rechts, die Spannung halten, halten – und wieder locker lassen.

Drehen Sie Ihren Kopf jetzt vorsichtig nach links, bis Sie eine leichte Spannung im Hals-Nacken-Bereich spüren. Halten Sie die Spannung. Lassen Sie los und achten Sie wieder auf den Unterschied zwischen der Anspannung und der Entspannung.

Drehen Sie Ihren Kopf nochmals vorsichtig nach links. Spüren Sie deutlich die sich aufbauende Spannung. Nun lassen Sie wieder locker und beobachten, wie sich die Entspannung ganz von selbst ausbreitet.

Versuchen Sie Ihre Kopfhaltung wieder so auszubalancieren, dass Sie keinerlei Spannung mehr in Nacken und Hals spüren.

Nun aktivieren Sie sich wieder! Ballen Sie Ihre Hände zu Fäusten, dehnen und strecken Sie Ihre Arme. Atmen Sie tief ein und aus und öffnen Sie Ihre Augen!

Wenn Sie in einer Schlange stehen oder gerade irgendwo warten müssen, nutzen Sie die Zeit für eine kurze Muskelentspannungsübung zwischendurch!

Auch auf längeren Autofahrten ist es wichtig, die Muskulatur zwischendurch immer wieder zu entspannen. Legen Sie regelmäßige Stopps ein und führen Sie Muskelentspannungsübungen der Arme, der Gesichts-, der Nacken- und der Schultermuskulatur durch. Sie bauen damit unangenehme Verspannungen wirksam ab und schützen sich gegen spannungsbedingte Schmerzen.

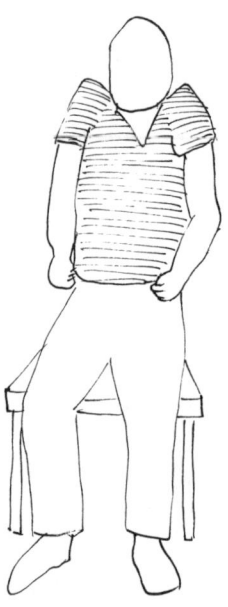

ÜBUNG 5: ENTSPANNUNG DER SCHULTERN

Nehmen Sie eine bequeme Sitz- oder Liegehaltung ein. Schließen Sie Ihre Augen, wenn Sie das möchten, und richten Sie Ihre Konzentration auf die Schultern. Versuchen Sie, Ihre Schultermuskulatur möglichst locker zu lassen und alle Spannung entweichen zu lassen.

Ziehen Sie Ihre Schulterblätter nach oben zu Ihren Ohren hin. Halten Sie die Spannung, und achten Sie auf die angesprochenen Muskelbereiche im Schulter- und Rückenbereich. Halten Sie kurz an und lassen Sie dann wieder los. Lassen Sie die Schulterblätter ganz locker nach unten sinken, und genießen Sie die deutlich nachlassende Spannung.

Ziehen Sie die Schulterblätter nochmals nach oben. Halten Sie die Spannung. Lassen Sie wieder ganz los, und spüren Sie den angenehmen Entspannungsempfindungen nach.

Drehen Sie nun Ihre Schulterblätter nach vorn und drücken Sie diese zum Brustkorb hin zusammen. Achten Sie auf die Spannungsänderung. Lassen Sie wieder los und beobachten Sie die wohltuende Spannungslösung vom Brustkorb über die Schultern bis in den oberen Rücken hinein.

Spannen Sie nochmals die Schulterblätter nach vorn, anspannen, Spannung halten, halten – und wieder loslassen.

Versuchen Sie nun, Ihre Schulterblätter nach hinten zum Rücken hin zusammenzudrücken. Spüren Sie, wie sich die Spannung von den Schultern über den Nacken bis in den Rücken aufbaut. Lassen Sie wieder los, und achten Sie auf den Übergang von der Anspannung zur Entspannung.

Wiederholen Sie diese Übung. Die Schulterblätter nach hinten drücken, anspannen, die Spannung kurz halten – und wieder loslassen.

Versuchen Sie jetzt, die Schulterblätter nach oben zu ziehen und dabei gleichzeitig nach vorn zum Brustkorb hin zusammenzuspannen. Lassen Sie wieder los und lassen Sie alle Spannung entweichen.

Ziehen Sie nochmals die Schulterblätter nach oben und nach vorn. Halten Sie kurz die Spannung und lassen Sie wieder locker. Verbleiben Sie noch einen Moment in dieser Haltung. Genießen Sie es, wie die Spannung deutlich nachlässt und sich das Entspannungsgefühl immer mehr von den Schultern in andere Körperbereiche hinein ausbreiten kann.

Zum Abschluss der Übung aktivieren Sie sich wieder! Ballen Sie Ihre Hände zu Fäusten, dehnen und strecken Sie Ihre Arme. Atmen Sie tief ein und aus und öffnen Sie Ihre Augen!

Rückenbeschwerden sind zurzeit die häufigste Ursache für Krankschreibungen und krankheitsbedingte Fehlzeiten in Unternehmen. Körperliche Faktoren sind dabei nur selten alleiniger Auslöser der Erkrankungen. Bei der Entstehung und Aufrechterhaltung spielen verhaltensspezifische, kognitive und emotionale Ursachen eine Rolle. Psychische Belastungen und Stress sind oftmals der Auslöser und bedingen die Aufrechterhaltung der Beschwerden. Dies kann auf Dauer zu Schmerzen, Vermeidungsverhalten und Leistungsabfall führen.

Mit regelmäßigem Muskelentspannungstraining können Sie diesem Teufelskreis entrinnen und einen wichtigen Beitrag zum Erhalt Ihrer Gesundheit leisten. Sie steigern dadurch Ihre Selbstkompetenz und werden unabhängiger von äußeren Hilfen wie Schmerzmitteln, die in der Regel doch nur Symptome bekämpfen. Mit einem nachhaltigen Entspannungsmanagement bekämpfen Sie auch die *stressbedingten* Ursachen des Problems.

ÜBUNG 6: ENTSPANNUNG VON BRUSTKORB, BAUCH UND RÜCKEN

Nehmen Sie eine bequeme Sitz- oder Liegehaltung ein. Schließen Sie Ihre Augen, wenn Sie das möchten, und richten Sie Ihre Konzentration auf die Atmung.

Beobachten Sie, wie Ihr Atem durch die Nase in den Körper einströmt, wie sich Brustkorb und Bauch beim Einatmen dehnen und sich mit jedem Ausatmen wieder ganz von selbst entspannen. Atmen Sie mehrmals ruhig ein und aus.

Versuchen Sie nun, Oberkörper und Brustkorb anzuspannen. Atmen Sie tief in den Brustkorb hinein, halten Sie einen Moment inne, und dann atmen Sie wieder aus und lassen alle Spannung entweichen. Sie können das Ausatmen mit einem

Seufzer verbinden. Genießen Sie dabei, wie die Brust- und Rückenmuskulatur deutlich entspannen.

Wiederholen Sie diese Übung. Tief in den Brustkorb einatmen, die Spannung kurz halten und wieder loslassen und ausatmen. Lassen Sie ganz los und atmen Sie ruhig und gleichmäßig weiter.

Beobachten Sie weiter Ihre Atmung und richten Sie nun Ihre Aufmerksamkeit auf die Bauchregion. Sie können spüren, wie sich die Bauchdecke beim Einatmen leicht anspannt und beim Ausatmen wieder ganz von selbst entspannt, ohne dass Sie das aktiv beeinflussen. Spannen Sie Ihre Bauchmuskeln jetzt bewusst an, in dem Sie den Bauch fest nach außen drücken und sich Ihre Bauchdecke dabei rund nach außen wölbt. Achten Sie auf Ihre Empfindungen und dann lassen Sie wieder los. Genießen Sie das angenehme Gefühl, wenn sich der Bauch ganz von selbst entspannt und weich wird.

Spannen Sie nochmals Ihre Bauchmuskeln an. Den Bauch nach außen drücken, die Spannung halten, halten – und wieder lockerlassen.

Bleiben Sie mit Ihrer Konzentration bei der Bauchregion. Ziehen Sie jetzt den Bauch nach innen und achten Sie auf die Empfindungen im Bauch- und Magenbereich. Lassen Sie wieder los und atmen Sie ruhig und gleichmäßig weiter.

Wiederholen Sie diese Übung. Den Bauch nach innen ziehen, die Spannung kurz halten und dann wieder lockerlassen. Achten Sie dabei wieder auf den Übergang von der Anspannung zur Entspannung.

Versuchen Sie nun, Ihren Rücken leicht anzuspannen, indem Sie Ihren Körper lang strecken und dabei Ihren Becken- und Bauchbereich etwas nach vorn drücken. Spüren Sie die Spannung entlang der Wirbelsäule. Achten Sie darauf, dass

Sie nicht zu fest anspannen und die Spannung noch als angenehm empfinden. Lassen wieder los und lassen Sie Ihren Körper in eine entspannte Position zurücksinken.

Wiederholen Sie diese Übung. Den Körper lang strecken, den Becken- und Bauchbereich leicht nach vorn drücken – und dann wieder loslassen und ruhig und gleichmäßig weiter atmen.

Genießen Sie noch einen Moment lang, wie die Spannung vom Schulterbereich über den Bauch bis in die Füße hinein deutlich nachlässt und sich das Entspannungsgefühl immer weiter ausbreiten kann.

Zum Abschluss der Übung aktivieren Sie sich wieder! Ballen Sie Ihre Hände zu Fäusten, dehnen und strecken Sie Ihre Arme. Atmen Sie tief ein und aus und öffnen Sie Ihre Augen!

Die Progressive Muskelentspannung hat sich durchgesetzt, weil die An- und Entspannung der willkürlichen Muskulatur im Prinzip für jeden machbar ist. Sie werden mit zunehmender Übung immer sensibler für Ihr muskuläres System. Nutzen Sie das aus, um Ihr Frühwarnsystem für Stress stetig zu verbessern. Wenn Sie Verspannungen in einzelnen Muskelbereichen spüren, versuchen Sie diese durch eine Muskelentspannungsübung gleich wieder zu lösen.

Überprüfen Sie aber auch begleitend immer wieder, wo die Ursachen Ihrer Verspannungen liegen. Sind es körperliche Fehlhaltungen, die mit dem Arbeitsplatz zu tun haben, oder eher innere Spannungen und Konflikte, die körperlich zum Ausdruck kommen?

■ *Überprüfen Sie regelmäßig kritisch Ihr Pausenmanagement auf seine Wirksamkeit und nehmen Sie bei Bedarf Änderungen vor.* ■

Sie haben bisher Übungen zur Entspannung der Muskulatur in der oberen Körperhälfte kennen gelernt. Die nächste Übung nun betrifft die untere Körperhälfte. Die Entspannung von Po und Beinen ist für Sie vielleicht zunächst ungewohnt. Sie beschäftigen sich im Alltag wahrscheinlich nicht unbedingt mit dem Spannungszustand der Beinmuskulatur. Die Wahrnehmung dieser Muskelbereiche bedarf auch einigen Trainings. Für viele ist dieser Bereich in der Anfangsphase schwieriger zu entspannen als die Arme oder die Schultern. Es ist ganz normal, wenn Sie also hier nicht gleich besondere Entspannungsempfindungen haben.

Wenn Sie überwiegend körperlich arbeiten oder bei Ihrer Tätigkeit längere Zeit stehen müssen, profitieren Sie besonders von diesem Training. Auch hier gilt, dass die Übungen wirksam vorbeugend eingesetzt werden können. Sie brauchen zur Durchführung wiederum nicht unbedingt längere Pausen, sondern können die Muskulatur regelmäßig einfach zwischendurch entspannen.

ÜBUNG 7: ENTSPANNUNG VON PO UND BEINEN

Nehmen Sie eine bequeme Sitzhaltung ein, und schließen Sie Ihre Augen, wenn Sie das möchten. Richten Sie Ihre Konzentration bewusst auf Ihre Haltung und Ihre Empfindungen in der unteren Körperhälfte. Spüren Sie den Kontakt Ihrer Füße zum Boden und die Stellen, an denen Ihr Po den Stuhl berührt. Nehmen Sie Ihr Gewicht und die Schwerkraft deutlich wahr. Während Sie sich darauf konzentrieren, können Sie spüren, wie sich die Muskulatur schrittweise ganz von selbst zu entspannen beginnt.

Spannen Sie Ihre Gesäßmuskulatur an, in dem Sie beide Beine nach vorn lang machen und dabei beide Gesäßhälften fest zusammenziehen. Spüren Sie die Spannung im Gesäßbereich, im Unterleib, im unteren Rücken und bis in die Oberschenkel hinein. Lassen Sie wieder los und spüren der nachlassenden Spannung nach.

Wiederholen Sie diese Übung. Die Gesäßmuskulatur anspannen, beide Gesäßhälften zusammenziehen, kurz halten, dann wieder locker lassen.

Setzen Sie sich wieder aufrecht hin. Beide Füße berühren den Boden, Knie und Hüften bilden jeweils einen rechten Winkel. Richten Sie Ihre Aufmerksamkeit auf Ihr rechtes Bein. Spannen Sie zunächst die Muskulatur Ihres rechten Oberschenkels an. Drücken Sie Ihren rechten Fuß fest gegen den Boden, und spannen Sie den Oberschenkel an. Halten Sie kurz die Spannung – und lassen Sie wieder los. Achten Sie auf den Übergang von der Anspannung zur Entspannung.

Spannen Sie nochmals den rechten Oberschenkel an: Den Fuß gegen den Boden drücken, anspannen – und wieder lösen.

Konzentrieren Sie sich auf Ihren rechten Unterschenkel. Drücken Sie Ihre Fußspitze fest gegen den Boden und ziehen Sie dabei Ihre Ferse nach oben. Spüren Sie die Spannung um den rechten Wadenbereich herum. Lassen Sie wieder los und lassen Sie alle Spannung im rechten Unterschenkel entweichen.

Ziehen Sie nochmals die rechte Ferse nach oben und halten Sie die Spannung. Lassen Sie wieder locker und beobachten Sie, wie die Spannung ganz von selbst nachlässt.

Drücken Sie nun die rechte Ferse gegen den Boden und ziehen Sie die Fußspitze zu Ihrem rechten Knie hin. Spüren Sie die Spannung im Schienbeinbereich und um die Achillesferse herum. Lassen Sie wieder los und spüren Sie der nachlassenden Spannung nach.

Ziehen Sie nochmals die rechte Fußspitze zum Knie hin.

Halten Sie kurz und lassen Sie alle Spannung wieder entweichen. Achten Sie auf den Übergang von der Anspannung zur Entspannung.

Richten Sie Ihre Aufmerksamkeit nun auf Ihr linkes Bein. Spannen Sie die Muskulatur Ihres linken Oberschenkels an. Drücken Sie Ihren linken Fuß fest gegen den Boden und spannen Sie den Oberschenkel an. Halten Sie kurz die Spannung. Lassen Sie wieder los und achten Sie auf den Übergang von Anspannung zur Entspannung.

Spannen Sie nochmals den linken Oberschenkel an, den Fuß gegen den Boden drücken, anspannen – und wieder lösen.

Konzentrieren Sie sich auf Ihren linken Unterschenkel. Drücken Sie Ihre Fußspitze fest gegen den Boden und ziehen Sie dabei Ihre Ferse nach oben. Spüren Sie die Spannung um den linken Wadenbereich herum. Lassen Sie wieder los und lassen Sie alle Spannung im linken Unterschenkel entweichen.

Ziehen Sie nochmals die linke Ferse nach oben, halten Sie die Spannung, und lassen Sie wieder locker.

Drücken Sie nun die linke Ferse gegen den Boden und ziehen Sie die Fußspitze zu Ihrem linken Knie hin. Spüren Sie die Spannung um die Achillesferse herum und im linken Schienbeinbereich. Lassen Sie wieder los und spüren Sie die nachlassende Spannung.

Ziehen Sie nochmals die linke Fußspitze zum Knie hin, halten Sie kurz die Spannung. Lassen wieder ganz los, und achten Sie auf den Übergang von der Anspannung zur Entspannung. Genießen Sie noch einen Moment lang das angenehme Gefühl der Entspannung.

Zum Abschluss der Übung aktivieren Sie sich wieder! Ballen Sie Ihre Hände zu Fäusten, dehnen und strecken Sie Ihre Arme. Atmen Sie tief ein und aus und öffnen Sie Ihre Augen!

Zum Anfang des Entspannungstrainings bietet es sich an, die einzelnen Übungen den beschriebenen Anleitungen entsprechend nacheinander auszuprobieren. Mit zunehmender Übung können Sie je nach individueller Vorliebe und Belastung einzelne Körperbereiche in Kurzübungen gezielt zwischendurch entspannen. Wenn Sie schon einige Male geübt und das Entspannungsprinzip schon gut verinnerlicht haben, probieren Sie zum Kennenlernen die Entspannung von Po und Beinen als Kurzübung für zwischendurch aus.

ÜBUNG 8: KURZÜBUNG ZUR ENTSPANNUNG DES UNTERKÖRPERS

Nehmen Sie eine bequeme Sitzhaltung ein. Konzentrieren Sie sich auf Ihre Atmung. Atmen Sie mehrmals ruhig ein und aus. Mit jedem Atemzug werden Sie ein wenig ruhiger. Während Sie Ihre Atmung beobachten, können Sie spüren, wie Ihre Muskulatur nach und nach ganz von selbst etwas nachgibt.

Strecken Sie beide Beine lang nach vorn. Während Ihre Fersen auf dem Boden aufliegen, ziehen Sie beide Fußspitzen zu Ihren Knien hin und spannen beide Beine fest an. Spüren Sie die Spannung in beiden Beinen, von den Oberschenkeln, über die Knie, die Unterschenkel bis zu den Füßen und Zehen. Halten Sie kurz die Spannung und lassen Sie wieder ganz los. Genießen Sie das angenehme Gefühl, wenn die Spannung in beiden Beinen deutlich nachlässt.

Spannen Sie nun gleichzeitig die Bein- und die Gesäßmuskulatur an. Strecken Sie Ihre Beine lang nach vorn und ziehen Sie Ihre Zehenspitzen zu Ihren Knien hin. Spannen Sie zusätzlich Oberschenkel und Gesäßmuskeln an, indem

Sie beide Gesäßhälften fest zusammenziehen. Halten Sie einen Moment die Spannung. Lassen Sie wieder los, und spüren Sie den wohltuenden Übergang von der Anspannung zur Entspannung.
Lassen Sie sich in eine entspannte Haltung zurücksinken. Atmen Sie ruhig und gleichmäßig weiter. Genießen Sie noch einen Moment lang, wie sich die Entspannung vom Unterkörper über den gesamten Körper ausbreiten kann.
Zum Abschluss der Übung aktivieren Sie sich wieder! Ballen Sie Ihre Hände zu Fäusten, dehnen und strecken Sie Ihre Arme. Atmen Sie tief ein und aus und öffnen Sie Ihre Augen!

Wie bei der gemeinsamen Entspannung von Po und Beinen können Sie auch andere zusammenhängende Körperbereiche in Kurzübungen zusammenfassen. Entspannen Sie zum Beispiel beide Arme, die Schultern und den Nackenbereich gleichzeitig. Die Anweisung wäre dementsprechend: »Beide Fäuste ballen, gleichzeitig beide Oberarme anspannen, die Schulterblätter nach oben und nach vorne ziehen und den Kopf leicht gegen den Brustkorb drücken.« Man kann auch zusätzlich noch die gesamte Gesichtsmuskulatur in diese Übung einbeziehen. Es kann aber auch angenehm und hilfreich sein, die gesamte Gesichtsmuskulatur in einer Kurzübung zu entspannen. Als Quasi-Ultrakurzübung können Sie letztlich auch alle Muskelbereiche gleichzeitig in einer An- und Entspannungsphase kombinieren. Testen Sie am besten verschiedene Varianten, die Sie persönlich als angenehm empfinden. Vielleicht entdecken Sie Kombinationen, die hier gar nicht genannt, für Sie aber dennoch persönlich wirkungsvoll und nützlich sind.

GANZKÖRPERENTSPANNUNG

Wenn Sie mehr Zeit zur Verfügung haben, können Sie Ihren gesamten Körper in einer längeren Übung von den Armen bis zu den Füßen nach und nach entspannen. Die Muskelentspannung für den gesamten Körper dauert circa 30 bis 40 Minuten. Die Dauer der Ganzkörperentspannung hängt davon ab, wie schnell Sie vorgehen und ob Sie die einzelnen Bereiche ein- oder zweimal ansprechen. Die Ganzkörperentspannung ist für die kurze Pause zwischendurch weniger geeignet. Besser führen Sie die Übungen in Ruhe zu Hause durch. Ein guter Moment ist direkt nach der Arbeit, wenn die Übungen Ihnen ermöglichen, einen passenden Übergang in Ihre Freizeit zu finden. Während der Muskelentspannung lassen Gedanken an die Arbeit langsam nach, und die angenehmen Entspannungsgefühle führen Sie in einen entspannten Feierabend hinein. Eine weitere Möglichkeit ist es, die Übung abends im Bett durchzuführen und den Entspannungszustand in den Schlaf übergehen zu lassen. Alternativ empfiehlt sich das Muskelentspannungstraining als morgendliches Ritual vor dem Frühstück. Die Übungen am Morgen helfen, den Arbeitsalltag entspannt und frisch anzugehen. Sie bieten einen guten Schutz vor Stress am Vormittag.

Nachfolgend finden Sie in Kurzform eine Zusammenfassung der Entspannungsabfolge für den gesamten Körper.

ABFOLGE FÜR DEN GESAMTEN KÖRPER

Unterarme/Hände: Fäuste ballen
Oberarme: Ellenbogen anwinkeln, Hände gegen Oberarme
Stirn: 1. Augenbrauen hochziehen, 2. zusammenziehen
Nase: Nase kräuseln, Nase rümpfen
Lippe/Wangen: Mundwinkel nach oben ziehen, breit grinsen
Kiefer: Backenzähne leicht zusammendrücken
Mund/Zunge: Zunge nach oben gegen den Gaumen drücken

Hals/Nacken: 1. Kopf leicht nach oben bewegen, 2. nach vorne drücken

Hals/Nacken: 1. Kopf langsam nach rechts drehen, 2. nach links drehen

Schultern: 1. Schulterblätter hoch-, 2. nach hinten, 3. nach vorne ziehen

Brust: Tief in den Brustkorb einatmen

Rücken: Bauch/Becken nach vorn drücken – Rücken gerade

Bauch: 1. Bauch nach außen drücken, 2. Bauch nach innen ziehen

Gesäßbereich: Beide Gesäßhälften zusammenziehen

Beine: Beine lang strecken, fest anspannen

Oberschenkel (im Sitzen): Füße gegen den Boden drücken, anspannen

Unterschenkel/Waden (im Sitzen): Fersen noch oben ziehen

Unterschenkel/Schienbeine (im Sitzen): Fußspitzen zum Knie ziehen

UNERKANNT ENTSPANNT

Bei der Arbeit gibt es Situationen, in denen es schlecht möglich ist, eine echte Pause einzulegen. Das kann auf wichtigen Besprechungen sein, bei Vorträgen oder Präsentationen, bei denen man über einen längeren Zeitraum, manchmal über mehrere Stunden, wach und konzentriert sein muss. Das ist natürlich gar nicht so einfach, weil unser Organismus zwischendurch Entspannungsphasen benötigt. Neben der psychischen Belastung und dem damit einhergehenden natürlichen Konzentrations- und Energieabfall wird unser Körper durch die lang andauernde Sitzhaltung zusätzlich in Anspannung gebracht. Körper und Psyche verlangen nach Entspannung. Es kann in solchen Situationen sehr entlasten, zwischendurch kurze Muskelentspannungsübungen durchzuführen.

Sie brauchen dazu nicht das ganze Repertoire der Progressiven Relaxation einzusetzen. Sie möchten ja auch nicht, dass etwa Ihr Chef Sie bei ausgefallenen Muskelverrenkungen ertappt. Die Übungen sollten also unauffällig, dennoch aber wirksam sein. Wenn es Ihnen in solchen Situationen gelingt, die Spannung in einzelnen Körperbereichen zu reduzieren, kann sich das positiv auf den gesamten Organismus auswirken. Wählen Sie dazu Teilübungen aus dem vorgestellten Gesamtprogramm aus. Als einfache Übung bietet es sich an, nur den rechten Arm zu entspannen. Fangen Sie mit dem Oberarm an und gehen Sie dann weiter zum Unterarm und zur rechten Hand. Wenn Ihnen die Anspannung des Oberarmes zu auffällig erscheint, beginnen Sie mit dem Unterarm, sprich dem Ballen der rechten Faust. Lassen Sie Ihren rechten Unterarm auf dem Tisch oder verdeckt auf Ihrem Oberschenkel unterm Tisch aufliegen. Ballen Sie Ihre Hand mehrmals kräftig zur Faust und lassen Sie Ihre Muskulatur anschließend wieder entspannen. Spreizen Sie dann Ihre Hand und die Finger weit auseinander. Sie können auch versuchen, jeden einzelnen Finger einzeln nacheinander zu dehnen und zu strecken. Je nach Bedarf wiederholen Sie die kurze Entspannungsübung mit dem linken Arm.

Konzentrieren Sie sich während der Kurzentspannung nebenbei weiter auf den Vortrag oder das Gespräch, damit Sie gegebenenfalls nichts Wichtiges verpassen.

Genauso unauffällig können Sie Ihre Beine unterm Tisch entspannen. Drücken Sie zunächst den rechten Fuß kräftig gegen den Boden und spannen Sie Ihren Oberschenkel an. Dann ziehen Sie nacheinander zunächst die Fußspitze und dann die Ferse nach oben. Als Erweiterung spannen Sie Ihren rechten Fuß an. Stellen Sie sich dabei vor, dass Sie Ihre rechte Fußspitze mit den Zehen zur Faust ballen. Danach wiederholen Sie die Übung mit dem linken Bein.

Sie können als Kurzübung auch die Stirn, die Augen-, die Hals- oder die Nackenmuskulatur entspannen. Vielleicht fallen Ihnen selbst auch noch weitere Muskelgruppen ein, die Sie unauffällig an- und entspannen können. Versuchen Sie, für Sie passende Übungen zu entwickeln.

Wer weitertrainieren möchte

Mit den beschriebenen Übungen haben Sie die Grundlagen der klassischen Progressiven Muskelentspannung nach Jacobson kennen gelernt. Sie besitzen also ein erstes Handwerkszeug, um wirksame Pausen für zwischendurch zu gestalten. Es gibt darüber hinaus Übungsvarianten der Muskelentspannung, die sich an Fortgeschrittene und all diejenigen richten, die sich intensiver mit dem Thema beschäftigen wollen. Dazu bedarf es jedoch eines umfangreicheren Trainings, das zu einer Vertiefung und Automatisierung der Entspannungseffekte führt. So ist es möglich, die Entspannung allein durch die innere Vorstellung einer Muskelentspannung einzuleiten, ohne die Muskulatur vorher tatsächlich anzuspannen. Weitere wichtige Aspekte sind der intensivere Einbezug der Atmung sowie die Integration von positiven Bildern und die Entspannung fördernden Gedanken und Phantasien.

AUTOGENES TRAINING

Mit Hilfe des Autogenen Trainings können Sie lernen, nur über Ihre Konzentration in kurzer Zeit zu innerer Ruhe und tiefer Entspannung zu gelangen. Das Autogene Training gehört zu den Verfahren der konzentrativen Selbstentspannung. Der Begriff *Autogen* bedeutet so viel wie *selbsterzeugend*. Beim Autogenen Training erzeugen Sie also selbst etwas, die Entspannungswirkung ist im Prinzip nicht vom Einfluss anderer abhängig. Die körperlichen und psychologischen Effekte sind wissenschaftlich nachgewiesen. Autogenes Training ist das bekannteste Entspannungsverfahren unserer Zeit. Die erfolgreiche Durchführung bedarf jedoch einigen *Trainings*.

ZUR GESCHICHTE DES AUTOGENEN TRAININGS

Das Autogene Training wurde in den Zwanzigerjahren des letzten Jahrhunderts von dem Berliner Arzt Johannes Heinrich Schultz (* 1884; † 1970) entwickelt, etwa zur gleichen Zeit wie die Progressive Muskelentspannung. Schultz wurde durch frühere ärztlich-wissenschaftliche Untersuchungen zur Hypnose angeregt. Hypnose ist ein schlafähnlicher Trancezustand, der durch die Einwirkung eines anderen Menschen herbeigeführt werden kann. Unter der Hypnose treten verschiedene Änderungen des Bewusstseins und des Gedächtnisses auf. Dazu zählen beispielsweise die erhöhte Empfänglichkeit für Suggestionen und eine veränderte Körperwahrnehmung. Schultz befragte seine Patienten nach Beendigung der Hypnose nach ihren Erlebnissen. Sie berichteten häufig von Zuständen angenehmer Ruhe und Schwere sowie von wohligen Wärmeempfindungen. Schultz überlegte, ob man diese angenehmen Zustände nicht auch selbst, also autogen, ohne die Beeinflussung durch eine andere Person, erzeugen könnte. Mit dem Autogenen Training entwickelte er ein wirksames Verfahren, das es ermöglicht, nur mit Hilfe der eigenen Gedanken und der Konzentration tiefe und wohltuende Entspannungszustände zu erreichen.

AUTOSUGGESTION

Jeder ist im Prinzip in der Lage, sich selbst und sein Inneres durch Autosuggestion, durch eigene Gedanken und Vorstellungen, zu beeinflussen. Sie kennen das sicher aus eigener Erfahrung. Denken Sie an etwas Schönes, Angenehmes, dann wirkt das positiv auf Ihre Stimmung und Ihr Handeln. Haben Sie dagegen negative Gedanken, sind Sie pessimistisch, schlägt das ebenso auf das Gemüt und die gesamte persönliche Verfassung.

SELBSTVERSUCH

Machen Sie es sich auf Ihrem Sitz so richtig bequem. Denken Sie einige Minuten lang an Ihren letzten *Traumurlaub* oder an den Urlaubsort, an den Sie schon immer gerne reisen wollten.

Stellen Sie sich verschiedene positive Bilder und Urlaubsphantasien vor. Denken Sie an die Menschen, die die Urlaubsfreuden mit Ihnen teilen. Denken Sie an die Umgebung, an die Natur, die Sie besonders schön und anziehend finden.

Lassen Sie Ihre Gedanken einige Minuten schweifen. Genießen Sie die angenehmen Vorstellungen, Phantasien und Erinnerungsbilder, die Ihnen spontan durch den Kopf gehen. Spüren Sie, wie Sie dabei ganz von selbst immer ruhiger werden und innerlich von Aktivität auf Entspannung umschalten.

DIE KONZENTRATION

In den Übungen aus der Grundstufe des Autogenen Trainings können Sie die oben beschriebenen körperlich-psychischen Entspannungsprozesse mit Hilfe Ihrer Konzentration selbst anregen. Schultz entwickelte als Hilfsmittel zur Einleitung der so wichtigen wie wohltuenden Entspannungsreaktionen einfache Formeln und Leitsätze. Die speziellen Formeln helfen Ihnen, Ihre eigenen Gedanken auf den erwünschten Zielzustand der Entspannung zu fokussieren und die Autosuggestion wirksam werden zu lassen. Den wichtigsten Aspekt stellt das Ausmaß Ihrer Konzentration während der Übungen dar. Je mehr es Ihnen gelingt, sich auf die Formeln und die angesprochenen Empfindungen zu konzentrieren, desto wirkungsvoller werden diese sein.

Das Autogene Training funktioniert am besten, wenn die Konzentration durch eine passive indirekte Form der Aufmerksamkeit geschieht. Es ist eine Konzentration ohne Anstrengung, bei der man selbst aus einer Beobachterrolle heraus gelassen, aber gegenwärtig die Prozesse beobachtet. Diese betrachtende Konzentration unterscheidet sich von einer aktiven Konzentration, bei der man mit einer gespannten willentlichen Aufmerksamkeit auf ein direktes Ziel, eine Aufgaben- oder Problemlösung, hinarbeitet. Das aktive Wollen führt zu einer Aufmerksamkeitsreaktion, die einer Entspannung entgegenwirkt.

Eine Grundlage der konzentrativen Selbstentspannung stellt das *ideomotorische Grundgesetz* des englischen Physiologen Carpenter dar. Er hatte beobachtet, dass auch eine nur vorstellte Körperbewegung zu einer unmittelbaren unbewussten Tendenz führt, diese Bewegung auszuführen. Man kann in der Körperregion, die zur Ausführung der Bewegung benötigt wird, sogar unbewusste minimale Bewegungsimpulse innerhalb der Muskulatur messen. Zur Veranschaulichung dieses Phänomens können Sie als Vorversuch zum eigentlichen Autogenen Training einen Pendelversuch durchführen.

Gelingt es Ihnen, Ihre Gedanken ganz auf das Pendel zu richten, ist es möglich, durch unbewusste Minimalbewegungen in Ihren Fingern das Pendel tatsächlich zu beeinflussen. Von außen betrachtet, ohne entsprechende Vorkenntnisse, sieht es so aus, als ob die Bewegungen allein durch die Kraft Ihrer Psyche zustande kämen. Der Versuch macht deutlich, dass durch die eigene Konzentration wirksame Autosuggestionen erzeugt werden können. Es zeigt, dass Körper und Psyche nicht voneinander zu trennen sind.

DAS ÜBUNGSPRINZIP

Jeder hat im Verlauf seines Lebens positive Erfahrungen mit Entspannung gemacht. Das können Erlebnisse in der Gegenwart sein, aus der Freizeit, der Partnerschaft, dem Sport, dem Urlaub oder anderen Entspannungsbereichen, oder Erfahrungen aus der Vergangenheit, die manchmal bis in die Kindheit zurückreichen. Irgendwann in seinem Leben hat jeder Momente der Entspannung erlebt. Während all dieser Erlebnisse liefen komplexe psychische wie körperliche Prozesse ab, die in unserem Gehirn gespeichert sind. Das ist uns nicht jederzeit bewusst, wird uns aber in unseren Träumen und Sehnsüchten gegenwärtig.

Durch regelmäßiges Autogenes Training können Sie lernen, einen aktiven Zugang zu verloren gegangenen Entspannungsempfindungen zu bekommen – wann immer es für Sie nützlich ist. Das funktioniert, indem Sie sich ganz auf diese Zustände konzentrieren und in Ihrer Vorstellung versuchen, Bilder und Erinnerungen an positive Entspannungserlebnisse zu vergegenwärtigen. Da Körper und Psyche eine Einheit bilden, haben die Vorstellungen die Tendenz, sich tatsächlich im Körperlichen zu verwirklichen. Mit Ihren Vorstellungen können Sie also nicht nur Bewegungen, sondern auch vegetative Prozesse beeinflussen. Durch die Anregung der körperlichen Entspannungsprozesse beeinflussen Sie wiederum Ihre psychische Befindlichkeit. Es kommt wie bei der Progressiven Muskelentspannung zu einer positiven Wechselwirkung zwischen Körper und Psyche.

Während Sie beim Muskelentspannungstraining Ihre Muskulatur aktiv anspannen, führen Sie das Autogene Training aus einer passiven körperlichen Position heraus aus. Am Beginn nehmen Sie eine entspannte Haltung ein, in der Sie dann für den Rest der Übung bleiben. Der Schwerpunkt des Trainings liegt allein in der Bündelung Ihrer Konzentration auf spezielle Formeln, mit denen Sie die gewünschten Entspannungsreaktionen auslösen. Im Übungsteil werden Sie eine Ruhe-, eine Atem-, eine Schwere- und eine Wärmeformel aus der gängigen Grundform des Autogenen Trainings sowie spezielle Organformeln kennen lernen.

Autogenes Training gelingt umso besser, je mehr die Form der Konzentration dem eigenen Wahrnehmungs- und Lerntyp entspricht. Akustisch orientierten Menschen fallen die Übungen leichter, wenn sie die Formeln als Klang im Ohr haben oder sich vorstellen, diese im Inneren selbst zu sprechen oder sie vorgelesen zu bekommen. Optisch Orientierte können sich die Formeln besser als Leuchtschrift oder geschrieben auf einem Schild vorstellen und diese im Inneren wörtlich ablesen. Motorisch Begabten fällt die Konzentration leichter, wenn sie sich vorstellen, dass sie selbst aktiv die Formeln an eine Tafel oder auf ein Blatt Papier zeichnen.

Versuchen Sie in den ersten Übungen, verschiedene Formen der Konzentration auszuprobieren. Mit der Zeit werden Sie ganz von selbst Ihre persönliche Form der Konzentration finden.

Beim Autogenen *Training* liegt die Betonung auf der Übung. Nur durch regelmäßiges und systematisches Training kann das Verfahren erlernt werden. Mit zunehmender Übung werden die Entspannungseffekte nach und nach intensiver und treten bei häufiger Übung immer schneller ein.

DIE KÖRPERHALTUNGEN

Das Autogene Training kann wie Muskelentspannungstraining im Liegen und im Sitzen durchgeführt werden. Für die meisten Menschen ist am Anfang die Liegehaltung leichter. Die Sitzhaltung sollte jedoch auch geübt werden, da man sie überall, bei der Arbeit innerhalb der Pausen, aber auch in anderen Situationen, beispielsweise im Bus oder in der Bahn, anwenden kann.

Vor dem Üben kann es hilfreich sein, die Muskulatur bewusst zu lockern. Lassen Sie die Schulterblätter mehrmals kreisen. Dehnen und strecken Sie kräftig Ihre Arme und Beine. Sie können auch eine Kurzübung aus dem Muskelentspannungstraining durchführen. Spannen Sie Ihre Muskeln einmal kräftig an, und lassen Sie anschließend alle Spannung, soweit Ihnen dieses gerade möglich ist, entweichen. Das wird Ihnen helfen, eine entspannte Sitz- oder Liegeposition zu finden und das Autogene Training in Ruhe zu beginnen.

Die Liegehaltung

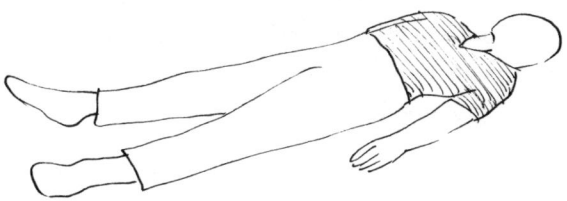

Die Liegehaltung entspricht in etwa der Haltung bei der Progressiven Muskelentspannung. Sie liegen in Rückenlage auf einer Matte oder Decke auf dem Boden oder auf dem Bett. Achten Sie darauf, dass gegebenenfalls das Bett nicht zu weich ist, da Sie sonst beim Training zu leicht einschlafen. Die Beine sind leicht gespreizt, sodass sie sich nicht gegenseitig berühren. Die Fußspitzen fallen zur Seite. Nach Bedarf legen Sie unter Ihren Kopf sowie unter Ihre Kniekehlen ein Kissen. Die Arme liegen leicht angewinkelt neben dem Körper. Im Unterschied zur Muskelentspannung liegen die Handflächen flach auf dem Boden.

Die Sitzhaltungen

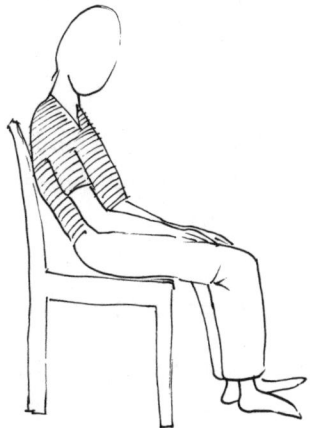

Ähnlich wie beim Muskelentspannungstraining setzen Sie sich in der einfachen Sitzhaltung bequem mit dem Rücken angelehnt auf einen Stuhl oder einen Lehnsessel. Die Beine sind angewinkelt und parallel nebeneinander. Ihre Füße berühren den Boden. Ihre Unterarme legen Sie auf den Oberschenkeln bzw. auf den Armlehnen ab.

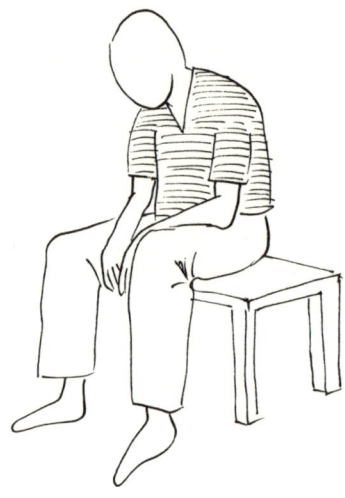

Sie können die Übungen auch in der klassischen Sitzhaltung des Autogenen Trainings, dem Droschkenkutschersitz, durchführen. Dabei setzen Sie sich zunächst mit geradem Rücken auf einen Hocker oder einen Stuhl ohne Armlehnen. Aus der geraden Haltung lassen Sie sich in eine stabile und entspannte Sitzposition sinken. Ihr Kopf hängt leicht nach vorn. Ihre Unterarme legen Sie auf Ihren gespreizten Oberschenkeln ab. Damit Sie Ihr Gleichgewicht halten, achten Sie bei dieser Haltung darauf, dass Sie Ihr Gewicht nicht zu weit nach vorn verlagern.

VORSCHLÄGE ZUR VORGEHENSWEISE

Wenn Sie das Autogene Training selbst erlernen möchten, sollten Sie idealerweise über mehrere Wochen täglich üben. In der Anfangsphase üben Sie am besten zunächst zu Haus nacheinander die vier Grundformeln der Ruhe, der Atmung, der Schwere und der Wärme. Sie finden dazu in den nächsten Abschnitten passende Übungsvorschläge. Für die Übungen brauchen Sie jeweils etwa 5 bis 10 Minuten.

Erste Lernschritte für das Autogene Training
1. Woche: 1- bis 2-mal täglich die Ruhe-/Atemübung
   ● Übung 1
2. Woche: 1-mal täglich die Ruhe-/Atemübung,
   1-mal die Schwereübung
   ● Übungen 1 und 2
3. Woche: 1-mal täglich die Schwereübung,
   1-mal die Wärmeübung
   ● Übungen 2 und 3
4. Woche: 1-mal täglich die Wärmeübung,
   1-mal die Schulterübung
   ● Übungen 3 und 4

Sobald Sie mit den Grundformeln gut zurechtkommen, können Sie Ihr Training mit den Übungsvorschlägen 5 bis 8 intensivieren. Sie finden darin Formeln für den Bauchraum, den Stirn- und Gesichtsbereich sowie ergänzende Leitsätze zur mentalen Belebung und Stärkung.

Genau wie beim Muskelentspannungstraining hat es sich generell als hilfreich erwiesen, die Übungen zu festen Tageszeiten durchzuführen und an tägliche Rituale zu knüpfen. Üben Sie zum Beispiel morgens nach dem Aufstehen, direkt nach Feierabend sowie abends vor dem Einschlafen. Nachdem Sie erste Erfahrungen in ungestörter heimischer Atmosphäre gesammelt haben, bauen Sie das Autogene Training schrittweise in Ihre Pausen am Arbeitsplatz ein. Versuchen Sie, das Training nach und nach zum täglichen Pausen-Ritual zu machen.

DIE RUHEFORMEL

Die Ruheformel *»Ich bin ganz ruhig – Ruhe«* ist die Basisformel in der Grundstufe des Autogenen Trainings. Wenn Ihre Gedanken zur Ruhe kommen, schaltet auch Ihr Körper automatisch auf Erholung um. Die Ruheformel steht am Anfang und am Ende der meisten Übungen und kann auch als Übergang zwischen verschiedenen Formeln eingesetzt werden. Mit der Ruheformel vergegenwärtigen Sie sich ein Gefühl innerer Ausgeglichenheit und Ruhe – das ist ja das Grundziel der Entspannungsübungen. Vielleicht haben Sie auch schon einmal in einer Stresssituationen zu sich selbst »Bleib ganz ruhig, Ruhe!« oder Ähnliches gesagt. Im Prinzip haben Sie damit unbewusst eine Form der autogenen Beeinflussung angewandt.

Versuchen Sie, die Ruhe während der Übungen nicht zu erzwingen oder willentlich zu erzeugen. Wichtig ist eine passive und selbstbeobachtende Haltung.

DIE ATEMFORMEL

Mit der Atemformel »Die Atmung ist ruhig – und gleichmäßig« wird die Atmung als weiterer wichtiger und elementar erlebbarer Teil der Entspannungsreaktion in die Übungen einbezogen. Physiologisch senkt sich beim Entspannen die Atemfrequenz. Die Phasen der Ein- und Ausatmung werden länger und nach dem Ausatmen können sich kleine Pausen einstellen. Man atmet vermehrt in den Bauch und weniger in den Brustkorb hinein.

Bei der Atemkonzentration geht es nicht darum, dass Sie Ihre Atmung wie bei einer Atemtechnik willentlich verändern. Es ist keine Atemübung im engeren Sinne. Sie können mit Hilfe der Atemformel allein durch das passive Beobachten und Geschehenlassen der Atmung einen vertiefenden Entspannungseffekt erzielen.

Konzentrieren Sie sich während der Übungen einfach auf das Kommen und Gehen der Ein- und Ausatmung. Beobachten Sie, wie die Luft durch die Nase in den Körper einströmt, wie sich Ihre Bauchdecke beim Einatmen hebt und beim Ausatmen wieder senkt.

Sie können dabei spüren, wie sich mit jedem Einatmen eine leichte Spannung in der Muskulatur aufbaut und sich die Muskulatur mit jedem Ausatmen wieder ganz von selbst entspannt. Versuchen Sie, auch die Pausen zwischen den Atemzügen als ganz normale Entspannungsreaktion zuzulassen, Ihre Atmung sozusagen sich selbst zu überlassen. Je besser es Ihnen gelingt, Ihre Atmung ganz passiv geschehen zu lassen, desto ruhiger und gleichmäßiger wird Ihre Atmung, und desto intensiver wird die Entspannung sein. Hilfreiche Vorstellungen und Erinnerungsbilder können auch hier den Entspannungsprozess erleichtern. Stellen Sie sich zum Beispiel vor, Sie lägen an Ihrem Traumstrand und beobachteten das gleichmäßige Kommen und Gehen der Wellen. Dabei können Sie sich das wohltuende Meeresrauschen hörbar vorstellen und Ihre Atmung im Wellenrhythmus kommen und gehen lassen.

Die Atemformel heißt in der klassischen Form »Es atmet mich«. Hier wird besonders der passive Charakter des sich Hingebens in den Vordergrund gestellt. Dieser Sprachgebrauch ist zugegebenermaßen etwas ungewöhnlich, die Formulierung gewöhnungsbedürftig. Probieren Sie selbst aus, ob Ihnen die Formulierung passt oder ob Sie die einfache Form schöner finden. In jedem Fall können Sie die Atemkonzentration durch den Satz »Jeder Atemzug vertieft die Ruhe« sinnvoll ergänzen.

In der nachfolgenden ersten Übung zum Autogenen Training werden die Atem- und die Ruheformel kombiniert. Allein durch die Vergegenwärtigung der Ruheempfindung und durch das passive Geschehenlassen der Atmung lösen Sie eine erholsame Entspannungsreaktion aus.

■ *Werden Sie während der Übungen von störenden Gedanken, Erinnerungen oder Vorstellungen abgelenkt, ist das normal. Wehren Sie diese nicht sofort ab. Das würde zu einer Anspannung führen. Versuchen Sie, die Gedanken kurz zu registrieren und dann vorübergehen zu lassen wie Wolken, die am Himmel vorüberziehen.* ■

Setzen Sie sich bequem auf einen Hocker, Stuhl oder Lehnstuhl. Ihre Beine lassen Sie angewinkelt und parallel nebeneinander stehen. Achten Sie darauf, dass sich Ihre Beine nicht gegenseitig berühren. Ihre Füße berühren den Boden. Ihre Unterarme legen Sie einfach auf Ihren Oberschenkeln ab.

Schließen Sie nun sanft Ihre Augen, und richten Sie Ihre Aufmerksamkeit auf Ihre Atmung. Spüren Sie, wie der Atem durch die Nase in den Körper und Brustkorb einströmt, wie sich Ihre Bauchdecke beim Einatmen hebt und beim Ausatmen wieder senkt, ganz von allein.

Sie brauchen Ihre Atmung gar nicht zu beeinflussen, folgen Sie einfach dem Kommen und Gehen Ihres Atems, so wie er in diesem Moment ist. Mit jedem Atemzug werden Sie ein wenig ruhiger und können nach und nach immer mehr loslassen.

Genießen Sie die einsetzende Ruhe und konzentrieren Sie sich ganz auf die Ruheformel.

● Ich bin ganz ruhig – Ruhe (3–6-mal wiederholen)

Vielleicht stellen Sie sich die Formeln als Leuchtschrift auf einem Schild geschrieben vor. Vielleicht denken Sie auch daran, dass Sie die Formeln selbst an eine Tafel oder auf ein Blatt Papier zeichnen. Vielleicht haben Sie die Formeln als Ton oder Klang im Ohr oder können sich vorstellen, diese im Inneren selbst zu sprechen oder sie vorgelesen zu bekommen. Vielleicht haben Sie auch eine bildhafte Vorstellung und denken an ein angenehmes Erlebnis.

Nun richten Sie Aufmerksamkeit und Konzentration wieder auf Ihre Atmung. Während Sie das gleichmäßige Kommen und Gehen der Ein- und Ausatmung beobachten, konzentrieren Sie sich auf die Atemformel.

- Die Atmung ist ruhig und gleichmäßig (3–6-mal wiederholen)
- Jeder Atemzug vertieft die Ruhe (3–6-mal wiederholen)

- Ich bin ganz ruhig – Ruhe (3–6-mal wiederholen)

Kommen Sie jetzt mit Ihren Gedanken wieder zurück in den Raum, und aktivieren Sie vor dem Öffnen der Augen Ihren Kreislauf. Fäuste ballen, Arme dehnen und strecken, tief durchatmen und die Augen wieder öffnen!

■ *Wie bereits erwähnt, sollte Autogenes Training niemals unangenehme Empfindungen hervorrufen. Wenn Sie sich während des Trainings unwohl fühlen oder unerwartete Missempfindungen spüren, dann nehmen Sie diese wieder zurück und beenden Sie das Training fürs Erste. Aktivieren Sie sich und führen Sie die Übung zu einem späteren Zeitpunkt durch.* ■

Autogenes Training gelingt nicht immer und nicht in jeder Situation. Es wird Ihnen auch nicht in jeder Übung gelingen, gleich bleibend konzentriert zu sein. Es ist gerade in der ersten Lernphase ganz natürlich, dass die Gedanken nicht gleich zur Ruhe kommen. Das kann daran liegen, dass Sie zu sehr auf Störreize von außen achten oder dass Ihnen Dinge durch den Kopf gehen, die Sie von der Entspannung ablenken. Häufig hängt die innere Anspannung auch damit zusammen, dass Sie in der Situation zu viel erwarten. Man möchte alle Störungen abschalten und ablenkende Gedanken bewusst verdrängen. Das bewirkt jedoch oft das Gegenteil, und man regt sich noch mehr auf. Versuchen Sie, die Situation so anzunehmen, wie sie ist. Entspannung kann man nicht erzwingen. Wenn Ihre Aufmerksamkeit für die Formeln nach mehreren Versuchen nicht da ist, dann verkürzen Sie die Übung. Machen Sie in diesem Fall einfach eine nur ein- oder zweiminütige Übung mit wenig Formeln, bei der Sie sich wohl fühlen. Das ist besser, als sich durch das volle Übungsprogramm zu quälen und sich dabei unwohl zu fühlen. Probieren Sie es lieber in Ihrer nächsten Pause noch einmal.

Nach längerem Training werden Sie sich immer besser konzentrieren können, auch unter erschwerten Bedingungen.

DIE SCHWEREFORMEL

Bei der Schwereformel *»Der rechte Arm ist schwer – Schwere«* wird die Muskulatur angesprochen. In der Einführung zur Progressiven Muskelentspannung haben Sie gelernt, wie eng die psychische Erregung und die Spannung der Muskulatur zusammenhängen. Während Sie beim Muskelentspannungstraining verschiedene Muskelgruppen zunächst aktiv angespannt haben, um mit der darauf folgenden Lösung einen Entspannungseffekt zu erreichen, tun Sie es beim Autogenen Training aus einer passiven körperlichen Haltung heraus. Nachdem Sie sich bequem hingelegt oder hingesetzt und die Entspannungsphase mit der Ruheformel eingeleitet haben, konzentrieren Sie sich anschließend einfach nur auf die Muskulatur und die zugehörigen Empfindungen.

Versuchen Sie in der Sitzhaltung zunächst die Stellen zu spüren, an denen Ihr Arm auf Ihrem Oberschenkel oder der Armlehne aufliegt. In der Liegehaltung erspüren Sie entsprechend den Kontakt zum Boden. Konzentrieren Sie sich auf das Gewicht Ihres Arms und stellen Sie sich die Haltung Ihres Arms vor dem geistigen Auge vor. Bewegen Sie sich während des Trainings möglichst wenig. Bauen Sie auch nicht hilfsweise Druck oder Spannung in der Muskulatur auf, indem Sie den Arm gegen Boden oder Oberschenkel drücken.

Sie lernen mit der Schwereformel die abnehmende Muskelspannung, die automatisch mit jeder Form der Entspannung einhergeht, besser wahrzunehmen und über die Konzentration gezielt zu senken. Wie die Ruhe entspringt auch das Gefühl der Schwere der alltäglichen Erfahrung. Sie kennen sicher die angenehme abendliche Bettschwere oder die Gliederschwere nach längerer körperlicher Anstrengung.

Für die meisten Menschen ist die Schwereempfindung am deutlichsten in den Armen zu spüren. Daher beginnen Sie die Schwereübung mit der Konzentration auf den rechten Arm. Von hier aus können sich die Entspannungseffekte auf andere Körperbereiche ausdehnen. Mit etwas Training können Sie die Wahrnehmung auch schon am Beginn einer Übung gezielt auf andere Körperbereiche richten. Linkshänder beginnen mit dem linken Arm.

Von manchen Menschen wird die Empfindung der einsetzenden Entspannung im angesprochenen Körperbereich weniger als Schwere, sondern eher als Leichtigkeits- oder Schwebegefühl beschrieben. Falls Sie das ähnlich erleben, bedeutet das nicht, dass das Training bei Ihnen nicht funktioniert. Sie machen auch nichts falsch. Es deutet nur darauf hin, dass Sie einen anderen Erfahrungshintergrund und einen anderen Sprachgebrauch haben. Messbar ist während der Entspannung in jedem Fall eine abnehmende Muskelspannung.

Die Formeln sind bewusst kurz und prägnant. Die Formulierungen haben sich über Jahre in der Praxis bewährt. Wenn Ihnen eine Wortwendung aber widerstrebt, dann passen Sie die betreffende Formel Ihrem Sprachgebrauch an. Formulieren Sie immer maßvoll und positiv. Vermeiden Sie es, durch Ihre Worte inneren Druck aufzubauen oder Extrempfindungen anzusprechen. Sagen Sie also nicht, die Arme seien *sehr* schwer oder leicht, sondern, die Arme seien *angenehm* schwer oder leicht.

ÜBUNG 2: SICH TRAGEN LASSEN – IM LIEGEN

Legen Sie sich bequem auf eine Matte oder Decke auf den Boden oder auf eine andere Unterlage Ihrer Wahl.

Ihre Beine lassen Sie lang gestreckt und leicht gespreizt am Boden liegen. Ihre Fußspitzen fallen zur Seite. Ihre Arme legen Sie einfach neben Ihrem Körper ab.

Schließen Sie sanft die Augen, das kann Ihnen helfen, sich besser auf Ihren Körper und Ihre Empfindungen zu konzentrieren. Versuchen Sie die Stellen zu spüren, an denen Ihr Körper die Unterlage berührt: am Hinterkopf, an den Schultern, den Armen, dem Rücken, dem Po, den Beinen und Fersen.

Stellen Sie sich vor, wie Ihr gesamter Körper immer schwerer wird und leicht in der Unterlage versinkt. Genießen Sie das Gefühl, auf diese angenehme Weise vom Boden getragen zu werden, und spüren Sie, wie Sie nach und nach immer ruhiger werden. Konzentrieren Sie sich dabei auf die Ruhe-Formel.

● Ich bin ganz ruhig – Ruhe (3–6-mal wiederholen)

Richten Sie Ihre Konzentration nun auf Ihre Arme. Versuchen Sie zunächst, sich ganz auf Ihren rechten Arm zu konzentrieren:

vom Oberarm über den Ellenbogen zum Unterarm, zu den Händen, bis zu den Fingern. Vielleicht können Sie deutlich das Gewicht und den Kontakt Ihres Arms zum Boden spüren.

● Der rechte Arm ist schwer – Schwere (3–6-mal wiederholen)

Richten Sie Ihre Konzentration nun auf Ihren linken Arm. Welche Empfindungen gehen von Ihrem linken Arm aus? Spüren Sie die Stellen, an dem Ihr linker Arm die Unterlage berührt.

● Der linke Arm ist schwer – Schwere (3–6-mal wiederholen)
● Beide Arme sind schwer – Schwere (3–6-mal wiederholen)

Nun konzentrieren Sie sich auf Ihre Beine.

● Das rechte Bein ist schwer – Schwere (3–6-mal wiederholen)
● Das linke Bein ist schwer – Schwere (3–6-mal wiederholen)
● Beide Beine sind schwer – Schwere (3–6-mal wiederholen)

Versuchen Sie nun, Ihren gesamten Körper wahrzunehmen, vom Kopf über die Schultern, die Arme, den Rücken bis zu den Beinen und den Fersen.

● Der gesamte Körper ist schwer – Schwere (3–6-mal wiederholen)

Verbleiben Sie noch einen Moment lang in dieser Haltung und genießen Sie das wohltuende Gefühl der körperlichen Entspannung (etwa 1 bis 2 Minuten).

Kommen Sie jetzt mit Ihren Gedanken wieder zurück in den Raum und aktivieren Sie vor dem Öffnen der Augen Ihren Kreislauf. Fäuste ballen, Arme dehnen und strecken, tief durchatmen und die Augen wieder öffnen!

Die meisten Menschen verbinden mit Entspannung ein wohliges und angenehmes Gefühl von Haut- und Körperwärme. Stellen Sie sich zum Beispiel vor, Sie sitzen an einem sonnigen Frühlingstag irgendwo draußen in der Natur auf einer Bank und genießen die wärmenden Sonnenstrahlen auf Ihrer Haut. Oder stellen Sie sich vor, Sie nehmen nach einem anstrengenden Arbeitstag ein wohltuendes Bad. Vielleicht gehen Sie auch gern in die Sauna oder Sie lieben es, an kühlen Tagen im Wohnzimmer vor einem warmen Kaminofen zu sitzen. Sind das nicht alles angenehme Vorstellungen von Wärme, die wohltuende Entspannung versprechen?

Während der Entspannungsreaktion lässt die Muskelspannung nach, und es kommt zu einer Erweiterung der Blutgefäße. Dies führt zu einer vermehrten Hautdurchblutung, die mit positiven Körperempfindungen einhergeht. Mit der Wärmeformel »Der rechte Arm ist warm – Wärme« wird diese angenehme Wärmeempfindung gezielt angesprochen. Durch die Konzentration und die Vergegenwärtigung eines Wärmegefühls können Sie die beschriebenen Entspannungsprozesse *autogen* aktivieren. Richten Sie beim Üben Ihre Aufmerksamkeit auf die Wärmeempfindung und versuchen Sie, diese mit angenehmen Vorstellungen und Erinnerungen zu verbinden. Die Übung gelingt umso besser, je detaillierter und bildhafter Ihre Wärmevorstellungen sind.

Neigen Sie jedoch dazu, Wärme mit eher unangenehmen Vorstellungen von Hitze oder Schwitzen zu verbinden, ändern Sie die Formel in »Der rechte Arm ist angenehm warm – Wärme« oder »Der rechte Arm ist angenehm warm und trocken« um. Die Betonung liegt hierbei auf *angenehm.*

Wenn Sie sehr müde und kurz vor dem Einschlafen sind, kann es auch passieren, dass Ihnen beim Entspannungstraining nicht warm, sondern sogar etwas kühler wird. Es hängt damit zusammen, dass die Körpertemperatur im Schlaf etwas sinkt. Dies kündigt sich schon einen Moment vorher an. Sehen Sie es gegebenenfalls als Zeichen dafür, dass Sie vermutlich ein Schlafdefizit haben. Gönnen Sie sich entsprechend in den nachfolgenden Nächten etwas mehr Schlaf. Wenn Sie generell dazu neigen, leicht zu frieren, decken Sie sich beim Autogenen Training mit einer leichten Decke zu.

Die gewünschten Empfindungen der Wärme und der Schwere treten nicht immer an der gleichen Stelle und nicht immer in der Reihenfolge der Konzentration auf. Vielleicht spüren Sie die Schwere zunächst in den Fingern und erst dann in den Armen. Es kann auch sein, dass Sie zunächst gar keine besondere Schwereempfindung haben, aber die Wärme deutlich spüren. Das ist ganz normal. Das Ausmaß der erlebten Schwere- und Wärmeempfindung ist von Mensch zu Mensch unterschiedlich und sollte nicht unter dem Aspekt der Leistung gesehen werden. Erwarten Sie am Anfang nicht zu viel. Es kann einige Wochen dauern, bis Sie die entsprechenden Effekte wahrnehmen. Es reicht, wenn Sie am Anfang zur Ruhe kommen und Sie sich während des Trainings wohl fühlen. Alle anderen tiefer gehenden Entspannungseffekte kommen mit zunehmender Übung ganz von selbst. Wichtig ist, dass es Ihnen beim Autogenen Training gut geht – und nicht das perfekte Beherrschen nach Plan und Lehrbuch.

ÜBUNG 3: INNERE WÄRME

Legen Sie sich bequem auf eine Matte oder Decke auf dem Boden oder auf eine andere Unterlage Ihrer Wahl. Sie können die Übung auch im Sitzen durchführen, wenn Sie keine Möglichkeit zum Liegen haben.

Schließen Sie sanft Ihre Augen und konzentrieren Sie sich auf Ihre Atmung. Mit jedem Atemzug können Sie ein wenig mehr loslassen. Genießen Sie die Ruhe, die sich nach und nach immer mehr ausbreitet, während Sie sich ganz auf sich selbst konzentrieren.

- Ich bin ganz ruhig – Ruhe (3–6-mal)

Und während Sie die einsetzende Entspannung genießen, versuchen Sie sich einmal vorzustellen, dass ein wunderschöner Sommertag ist und Sie gelöst und entspannt an einem Ort Ihrer Wahl liegen und die wärmenden Sonnenstrahlen auf Ihrem Körper genießen.

- Der rechte Arm ist angenehm warm – Wärme (3–6-mal)
- Der linke Arm ist angenehm warm – Wärme (3–6-mal)
- Beide Arme sind angenehm warm – Wärme (3–6-mal)

- Das rechte Bein ist angenehm warm – Wärme (3–6-mal)
- Das linke Bein ist angenehm warm – Wärme (3–6-mal)
- Beide Beine sind angenehm warm – Wärme (3–6-mal)

- Der gesamte Körper ist angenehm warm – Wärme (3–6-mal)

- Ich bin ganz ruhig – Ruhe (3–6-mal)

Verbleiben Sie noch einen Moment lang in dieser Haltung, und genießen Sie noch ein wenig die körperliche und psychische Entspannung, soweit Sie sich entspannt haben (etwa 1 bis 2 Minuten).

Kommen Sie jetzt mit Ihren Gedanken wieder zurück in den Raum, und aktivieren Sie vor dem Öffnen der Augen Ihren Kreislauf. Fäuste ballen, Arme dehnen und strecken, tief durchatmen und die Augen wieder öffnen!

ÜBUNGEN FÜR SPEZIELLE SITUATIONEN UND KÖRPERBEREICHE

Die Formeln zur Ruhe, zur Atmung, zur Schwere und Wärme helfen Ihnen, eine allgemeine und tiefe Entspannung herzustellen. Nutzen Sie die Übungen, um sich in Ihren Pausen zukünftig tiefer zu entspannen und besser zu regenerieren.

Es gibt weitere Formeln für spezielle Körperbereiche und Organe, die Sie je nach Belastungssituation und persönlichen Vorlieben in Ihren Pausen und zu Haus einsetzen können. Die Grundübungen können Sie außerdem um Zusatzformeln erweitern.

Durch Zusatzformeln stellen Sie sich auf besondere Situationen ein, reagieren auf persönliche Stimmungen oder bereiten sich mental auf besondere Aufgaben und bevorstehende Herausforderungen vor.

DER SCHULTER- UND NACKENBEREICH

Wie schon bei den entsprechenden Abschnitten zur Muskelentspannung beschrieben wurde, spielen die Schultern und der Nacken im Wechselspiel von An- und Entspannung eine besondere Rolle. Sprichwörtlich sitzt uns im negativen Sinn *etwas im Nacken* oder wir *lassen den Kopf hängen*. Stressbelastungen können uns das *Kreuz brechen*. Im positiven Sinne *bewahren wir Haltung* und muntern uns mit einem *Kopf hoch* gegenseitig auf.

Die innere Einstellung und die damit verbundene psychische Spannung werden in der körperlichen Haltung auch nach außen sichtbar. Bei Menschen, die unter starker Anspannung stehen, kann man das an einem gebeugten Gang oder hochgezogenen Schulterblättern erkennen.

Familiäre oder berufliche Konflikte und die damit verbundenen inneren Anspannungen kommen häufig zuerst in unangenehmen Muskelverspannungen, Muskelverhärtungen und Schmerzen im Schulter-/Nackenbereich zum Ausdruck. So geht man heute auch in der Medizin davon aus, dass ein Großteil der bestehenden Rücken- und Schulterschmerzen psychosomatisch bedingt ist.

Körperliche Ursachen als alleinige Auslöser der Beschwerden sind selten. Je größer eine psychische Belastung ist, desto angespannter ist man auch körperlich. Wenn es Ihnen hingegen gelingt, Spannungen im Schulterbereich zu reduzieren, nehmen Sie aktiv Einfluss auf Ihr psychisches Wohlbefinden.

Bei der nächsten Übung konzentrieren Sie sich mit Hilfe einer Wärmevorstellung auf Ihren Schulter- und Nackenbereich. Mit der Formel »Schultern und Nacken (sind) angenehm warm und entspannt« können Sie diesen sensiblen Bereich auf angenehme Weise positiv beeinflussen. Von den Schultern aus lassen Sie die Entspannung im Verlauf der Übung in andere Körperbereiche übergehen.

Am Beginn ist es hilfreich, die Schultern vor der eigentlichen Konzentrationsphase wie beim Muskelentspannungstraining mehrmals aktiv anzuspannen und wieder zu lösen.

ÜBUNG 4: DIE SCHULTERN ENTSPANNEN

Nehmen Sie eine bequeme Sitz- oder Liegehaltung ein. Sie können selbst wählen, welche Haltung für Sie die richtige ist, um abzuschalten und die Pause auf Ihre Weise zu genießen.

Dehnen und strecken Sie mehrmals kräftig Ihre Arme und Beine. Das wird Ihnen helfen, eine entspannte Position zu finden.

Lassen Sie nun wieder los, und versuchen Sie, Ihre Muskulatur so locker wie möglich zu lassen. Genießen Sie das angenehme Gefühl, wenn sich Ihre Muskulatur ganz von selbst zu entspannen beginnt und Sie langsam immer mehr loslassen können.

Schließen Sie nun sanft Ihre Augen, und konzentrieren Sie sich auf die Ruheformel.

● Ich bin ganz ruhig – Ruhe (3–6-mal)

Richten Sie Ihre Konzentration nun auf Ihren Schulter-/ Nackenbereich. Atmen Sie einmal tief in den Brustkorb hinein und ziehen Sie Ihre Schulterblätter leicht nach oben. Lassen Sie wieder los und atmen Sie ruhig und gleichmäßig weiter. Spüren Sie die deutlich nachlassende Spannung im Schulter-/Nackenbereich.

Wiederholen Sie diese Übung. Die Schulterblätter nach oben ziehen, tief in den Brustkorb einatmen, wieder loslassen, ausatmen und dann wieder ruhig und gleichmäßig ein- und ausatmen.

Mit jedem Ausatmen geben Sie der Schwerkraft immer mehr nach. Während Sie die nachlassende Spannung genießen, konzentrieren Sie sich auf die Schulterformel:

● Schultern und Nacken sind angenehm warm und entspannt (3–6-mal)

Sie können spüren, wie sich das Entspannungs- und Wärmegefühl von den Schultern nach und nach in andere Körperbereiche ausdehnt.

Sie spüren Ihre Arme:

● Die Arme sind angenehm warm – Wärme (3–6-mal)

Sie spüren Ihre Beine und den gesamten Körper:

● Die Beine sind angenehm warm – Wärme (3–6-mal)
● Der Gesamte Körper ist angenehm warm – Wärme (3–6-mal)

● Ich bin ganz ruhig – Ruhe (3–6-mal)

Verbleiben Sie noch einen Moment lang in dieser Haltung

und genießen Sie das wohltuende Gefühl der körperlichen Entspannung (etwa 1 bis 2 Minuten). Kommen Sie jetzt mit Ihren Gedanken wieder zurück in den Raum und aktivieren Sie vor dem Öffnen der Augen Ihren Kreislauf. Fäuste ballen, Arme dehnen und strecken, tief durchatmen und die Augen öffnen!

Es ist zunächst einfacher, die Übung im Liegen durchzuführen. Sie können Ihre Schultern in der Liegeposition durch den direkten Kontakt zur Unterlage besser spüren. Sie können aber auch im Sitzen trainieren, selbst im Stehen. Die Übung lässt sich sinnvoll mit einer Schwerekonzentration – »Schultern und Arme (hängen) angenehm schwer und entspannt« – ergänzen. Beim entspannten Stehen lösen sich Verspannungen in den Schultern spürbar. Die Schulterblätter und die Arme werden von der Schwerkraft ganz von selbst nach unten gezogen.

DER BAUCHRAUM

Im Bauchraum befinden sich wichtige Zentren des Autonomen Nervensystems. Von hier aus werden Magen- und Darmfunktionen, die Leber, die Bauchspeicheldrüse und andere Bauchorgane vegetativ mit gesteuert. Auch die für die Stressreaktion bedeutsame Nebenniere wird beeinflusst. Unangenehme Erlebnisse schlagen uns ja sprichwörtlich auf den Magen. Ein Wohlgefühl im Bauch steht dagegen für innere Ausgeglichenheit.

Durch die Formel »Der Bauch ist strömend warm – Wärme« sprechen Sie gezielt Ihren Bauchraum an. In der klassischen Form heißt die Formel »Sonnengeflecht – strömend warm«. Der Begriff und die Bedeutung des Sonnengeflechts sind aber nicht jedermann verständlich. Entscheiden Sie selbst, welche Formulierung Ihnen lieber ist. Denkbar ist auch die Formel »Der Leib (ist) strömend warm«.

Wie bei der allgemeinen Wärmeübung können Ihnen bildhafte Wärmevorstellungen die Entspannung des Bauchraums wesentlich erleichtern. Auch eine wärmende Decke kann helfen. Zur Lenkung Ihrer Konzentration legen Sie zu Beginn des Trainings Ihre Handflächen auf Ihren Bauch, auf den Bereich zwischen Rippenbogen und Bauchnabel. Konzentrieren Sie sich dabei auf Ihre Atmung und das Wechselspiel von An- und Entspannung in der Bauchmuskulatur.

Wenn der Verstand allein uns nicht weiterbringt
Wer in sich ruht, ist vor Stress geschützt und kann intuitiv richtige Entscheidungen treffen. In der Übung »Aus dem Bauch heraus« wird die Bauchformel »Der Bauch ist strömend warm – Wärme« mit der Ruheformel »Ich bin ganz ruhig – ruhe in mir« kombiniert und um die Zusatzformel »Ich verlasse mich auf meine Gefühle – gehe meinen Weg« ergänzt. Diese Übung führt zu einer wohltuenden allgemeinen Entspannung. Sie kann Ihnen darüber hinaus in Momenten helfen, in denen Ihre Intuition gefragt ist. Wenn in Entscheidungssituationen alle sachlichen Argumente durchdacht sind und der Verstand allein keine Klarheit mehr bringt, dann entscheiden Sie doch einfach einmal aus dem Bauch heraus!

Auch wenn Sie gerade kein Problem zu lösen haben, tut es gut, sich selbst etwas Positives zu sagen und sich selbst zu bestätigen. Warten Sie nicht darauf, bis andere Ihnen positives Feedback geben. Tun Sie selbst aktiv etwas für Ihr Selbstwertgefühl!

ÜBUNG 5: AUS DEM BAUCH HERAUS

Nehmen Sie eine bequeme Sitz- oder Liegehaltung ein. Sie können selbst wählen, welche Haltung jetzt für Sie die richtige ist, um loszulassen und sich entspannt und wohl zu fühlen.
Legen Sie beide Hände auf Ihren Bauch, auf den Bereich

zwischen Brustbein und Bauchnabel. Lenken Sie Ihre Aufmerksamkeit auf Ihre Atmung und achten Sie auf Ihren Bauchraum. Folgen Sie dem Kommen und Gehen Ihres Atems, ohne Ihre Atmung aktiv zu beeinflussen. Spüren Sie, wie sich bei jedem Einatmen eine leichte Spannung im Bauchraum aufbaut, wie sich beim Ausatmen die Bauchdecke ganz von selbst entspannt und sich vom Bauch aus eine wohlige Wärme ausbreitet.

- Der Bauch ist strömend warm – Wärme (3–6-mal)

- Ich bin ganz ruhig – ich ruhe in mir (3-mal)
- Ich bin ganz ruhig – ruhe in mir (3-mal)

- Ich verlasse mich auf meine Gefühle – gehe meinen Weg (6-mal)

- Ich bin ganz ruhig – ruhe in mir (3–6-mal)

Genießen Sie noch einen Moment lang die Ruhe. Vielleicht können Sie spüren, wie sich die wohligen Entspannungsempfindungen vom Bauch aus in andere Körperbereiche ausdehnen.

Kommen Sie jetzt mit Ihren Gedanken wieder zurück in den Raum und aktivieren Sie vor dem Öffnen der Augen Ihren Kreislauf. Fäuste ballen, Arme dehnen und strecken, tief durchatmen und die Augen öffnen!

DIE STIRN

Der Kopf und die Stirn stehen sinnbildlich für das Zentrum des menschlichen Denkens. Eine hohe Stirn wird bekanntlich als *Denkerstirn* bezeichnet. Wenn wir nachdenken, fassen wir uns an den Kopf oder an die Stirn. Zu intensives Nachdenken und Grübeln führt tatsächlich zu einem sichtbaren Zusammenziehen der Stirnmuskulatur. Auf Dauer können sich *Denkerfalten* über der Nasenwurzel bilden. Wenn wir gedanklich nicht bei der Sache sind, dann bekommen wir umgangssprachlich *den Kopf nicht frei*. Sind wir wach und konzentriert, dann arbeiten wir *mit klarem Kopf*. Und wenn es darauf ankommt, müssen wir in schwierigen Situationen *einen kühlen Kopf bewahren*. Mit Hilfe der Stirnformel »Die Stirn ist glatt und entspannt – angenehm kühl« sprechen Sie diesen wichtigen Bereich an.

Schmerzen im Schläfen-, Kiefer und Stirnbereich sind oftmals die Folge von unzureichend verarbeiteten Alltagsbelastungen, von zu viel Arbeit oder mangelnder Organisation. Es ist nachgewiesen, dass die meisten Spannungskopfschmerzen durch beruflichen Stress und unbewältigte zwischenmenschliche Konflikte psychosomatisch erklärbar sind. Die Stirn stellt im Schmerzgeschehen eine der sensibelsten Zonen dar. Spannungskopfschmerzen können die Folge von muskulären Verspannungen sein. Migränekopfschmerzen werden eher mit Veränderungen des Dehnungszustandes der Gefäßwände in Zusammenhang gebracht. Um Missempfindungen zu vermeiden, liegt die Betonung auch bei der Stirnformel auf *angenehm* kühl.

■ *Vorbeugend eingesetzt, kann Autogenes Training wirksam gegen Kopfschmerzen schützen. Sollten Sie jedoch unter einem akuten Migräneanfall leiden, führen Sie Ihr Entspannungstraining nur nach Konsultation Ihres Arztes durch. Die Stirnübung kann bei einer unsachgemäßen Durchführung zu einer Verschlimmerung der Symptome führen!* ■

Mit der Konzentration auf die Stirn kommen Ihre Gedanken zur Ruhe. Sie können die Übung daher gut zur gedanklichen Zentrierung für zwischendurch einsetzen. Das ist hilfreich, wenn bei beruflichen Aufgabenstellungen Ihre Konzentration gefragt ist. Die Formeln der sechsten Übung helfen Ihnen bei schwierigen oder neuen Herausforderungen, einen klaren Kopf zu bewahren.

ÜBUNG 6: DEN KOPF FREI MACHEN

Nehmen Sie eine bequeme Haltung ein. Setzen Sie sich aufrecht und entspannt auf einen Hocker, Stuhl, Lehnstuhl oder Sessel, oder legen Sie sich auf eine Unterlage Ihrer Wahl. Schließen Sie sanft Ihre Augen und konzentrieren Sie sich auf die Ruheformel.

● Ich bin ganz ruhig – Ruhe (3–6-mal)

Richten Sie Ihre Aufmerksamkeit nun auf Ihr Gesicht. Versuchen Sie, Ihre Gesichtsmuskulatur ganz locker zu lassen. Ihr Mund ist leicht geöffnet, wie bei einem zarten Lächeln. Ihre Kiefermuskulatur gibt ganz von selbst etwas nach. Ihre Zunge liegt locker im Mund. Wangen und Schläfen sind entspannt. Versuchen Sie alle Spannung, soweit Ihnen das möglich ist, entweichen zu lassen, und konzentrieren Sie sich auf Ihre Stirn. Welche Empfindungen gehen von Ihrem Stirnbereich aus? Wie fühlt sich Ihre Stirn an? Nehmen Sie Ihre Empfindungen so, wie sie gerade sind, ohne Aktivität oder inneren Veränderungsdruck.
Atmen Sie ruhig und gleichmäßig ein und aus. Sie können spüren, wie die Spannung im Stirnbereich mit jedem Atemzug immer mehr nachlässt.

● Die Stirn ist glatt – und entspannt (3–6-mal)

Stellen Sie sich vor, es ist ein sonniger Frühlingstag. Sie machen entspannt einen Spaziergang in der Natur – und spüren einen leichten erfrischenden Wind auf Ihrer Stirn.

- Die Stirn ist glatt und entspannt – angenehm kühl (3–6-mal)

- Ich bin ganz ruhig – Ruhe (3–6-mal)

- Der Kopf (ist) ganz frei, die Gedanken klar und geordnet (3–6-mal)

- Ich bin ganz ruhig – Ruhe (3-6mal)

Kommen Sie jetzt mit Ihren Gedanken wieder zurück in den Raum und aktivieren Sie vor dem Öffnen der Augen Ihren Kreislauf. Fäuste ballen, Arme dehnen und strecken, tief durchatmen und die Augen öffnen! Gehen Sie nun wieder mit klarem Kopf und konzentrierter Gelassenheit Ihren Beschäftigungen nach.

WEITERE ÜBUNGEN FÜR SPEZIELLE PAUSENSITUATIONEN

In den letzten beiden Übungen haben Sie schon gelernt, wie Sie Formeln aus der Grundstufe des Autogenen Trainings mit einfachen Hilfsformeln erweitern und diese in unterschiedlichen Situationen einsetzen können. In Übung 5 wird die Bauchformel erweitert, um bei Bedarf die eigene Intuition zu fördern. Übung 6 hilft Ihnen, sich gedanklich zu fokussieren. In den nächsten Übungen lernen Sie weitere Möglichkeiten kennen, mit Zusatzformeln auf spezielle Pausensituationen zu reagieren. Die Übungen lassen sich auch auf andere Lebensbereiche und Situationen im Privaten übertragen.

Kennen Sie diese Situation? Sie haben sich in einem Gespräch mit einem Kollegen aufgeregt, die Situation ist eigentlich schon längst vorüber, doch Ihre eigenen Gedanken hängen anschließend immer noch dem Gespräch, der Situation bzw. den beteiligten Personen nach. Sie müssen immer wieder daran denken. Sie überprüfen nochmals die Argumente, überlegen sich verschiedene Interpretationen und bauen daraus gedanklich hypothetische Szenarien auf. Das Ganze ist eigentlich wenig sinnvoll, es bringt Sie nicht wirklich weiter und hält Sie nur von der Erledigung Ihrer Aufgaben ab. Wer sich zu sehr über Nebensächlichkeiten ärgert oder einfach zu viele Dinge gleichzeitig im Kopf hat, kommt nicht zur Ruhe. Gleichgültigkeitsformeln helfen Ihnen, sich auf die wichtigen Anforderungen des Tages zu konzentrieren und ablenkenden Gedanken gelassen zu begegnen. Es wird ein Störreiz, in diesem Fall »Ablenkende Gedanken«, mit einer Gleichgültigkeitsaffirmation zusammengefügt. Gleichsam wird der Wunschzustand, zum Beispiel »Gelassenheit«, betont. In der siebten Übung wird die Gleichgültigkeitsformel »Ablenkende Gedanken sind gleichgültig – Gelassenheit ist wichtig« zusätzlich mit einer Kurzform des Autogenen Trainings kombiniert. Auf diese Weise können Sie aus einer entspannten Haltung heraus innerlich mehr Abstand von inneren Stressoren bekommen.

In der Kurzform brauchen Sie sich nicht auf die einzelnen Formeln in voller Länge zu konzentrieren, sondern nur auf die Kürzel der Grundformeln (»Ruhe«, »Wärme« und »Schwere«) und zu versuchen, sich die entsprechenden Empfindungen gleich für Ihren gesamten Körper zu vergegenwärtigen. Mit Hilfe der Kurzform können Sie auf schnellem Wege eine Entspannungsreaktion einleiten. Vorher sollten Sie aber die Grundformeln schon trainiert haben. Je häufiger Sie üben, desto besser greift der natürliche Lernprozess. Es kommt nach und nach zu einer Automatisierung der Reaktionen.

ÜBUNG 7: GELASSENHEIT

Nehmen Sie eine bequeme Sitz- oder Liegehaltung ein. Schließen Sie sanft Ihre Augen und konzentrieren Sie sich auf Ihre Atmung. Beobachten Sie das gleichmäßige Kommen und Gehen der Ein- und der Ausatmung. Spüren Sie, wie die Luft durch die Nase in den Körper einströmt, wie sich Ihre Bauchdecke beim Einatmen hebt und beim Ausatmen wieder senkt – ganz von allein. Sie brauchen Ihre Atmung gar nicht zu beeinflussen, folgen Sie einfach dem Kommen und Gehen Ihres Atems, so wie er in diesem Moment ist.

Sie können spüren, wie Sie nach und nach immer ruhiger werden, wie Ihr gesamter Körper langsam schwerer und von einer wohligen Wärme durchströmt wird.

● Ruhe – Schwere – Wärme (sehr langsam 3–6-mal)

Und während Sie die einsetzende Entspannung genießen, versuchen Sie, alles, was Sie heute vielleicht aufgeregt hat, ein Ereignis, eine Person oder ein Gedanke, mit Abstand und Gelassenheit zu betrachten. Versuchen Sie, die wesentlichen Anforderungen des heutigen Tages in den Vordergrund zu stellen.

● Ablenkende Gedanken sind gleichgültig – Gelassenheit ist wichtig (6-mal)

● Ich bin ganz ruhig – Ruhe (3–6-mal)

Kommen Sie jetzt mit Ihren Gedanken wieder zurück in den Raum und aktivieren Sie vor dem Öffnen der Augen Ihren Kreislauf. Fäuste ballen, Arme dehnen und strecken, tief durchatmen und die Augen wieder öffnen! Gehen Sie nun wieder mit Klarheit und konzentrierter Gelassenheit Ihren Beschäftigungen nach.

Sie können Gleichgültigkeitsformeln auch dann einsetzen, wenn bestimmte Störreize von außen Sie gedanklich nicht zur Ruhe kommen lassen. Wenn Sie beispielsweise von Nebengeräuschen oder Gesprächen anderer Kollegen abgelenkt werden, sagen Sie sich:»Die Geräusche (Gespräche der anderen) sind gleichgültig – ich konzentriere mich auf meine Aufgaben« oder »Geräusche (Gespräche) gleichgültig – Konzentration wichtig.« Genauso können Sie eine Gleichgültigkeitsformel nutzen, wenn Sie in Ihrer Pause bei einer Entspannungsübung abgelenkt werden. Sagen Sie sich: »Die Gespräche der anderen sind gleichgültig – Ruhe ist wichtig« bzw. »Gespräche gleichgültig – Ruhe wichtig.«

Setzen Sie Gleichgültigkeitsformeln ein, wenn Sie vor einer wichtigen Besprechung oder einer Präsentation stehen. Sie können die Übung 7 *Gelassenheit* dazu unverändert anwenden. Sie können die Formeln aber auch individuell an Ihre Situation anpassen.

ANTIZIPATIONSÜBUNGEN

Eine andere Möglichkeit, sich bestmöglich auf anstehende Herausforderungen zu konzentrieren, besteht darin, diese im Vorwege gedanklich intensiv durchzugehen und mit Hilfe des Autogenen Trainings zu antizipieren. Übung 8 hilft Ihnen bei schwierigen Aufgaben, die nötige Ruhe zu bewahren.

ÜBUNG 8: RUHIG BLEIBEN

Nehmen Sie eine bequeme Sitz- oder Liegehaltung ein. Schließen Sie sanft Ihre Augen und konzentrieren Sie sich auf Ihre Atmung. Beobachten Sie das gleichmäßige Kommen und Gehen der Ein- und der Ausatmung.

● Die Atmung ist ruhig – und gleichmäßig – Ruhe (3–6-mal)
● Jeder Atemzug vertieft die Ruhe (3–6-mal)

Während Sie die einsetzende Entspannung genießen, überlegen Sie: Was kommt in den nächsten Stunden auf mich zu? Was habe ich zu tun? Welche Herausforderungen sind zu meistern? Versuchen Sie, den Herausforderungen mit Ruhe und konzentrierter Gelassenheit entgegenzusehen.

- Egal was passiert, ich bleibe ruhig (3–6-mal)
- Ich bin ganz ruhig – die Ruhe hält an (3–6-mal)

Verweilen Sie noch einen Moment in der Entspannung und genießen Sie es, wie sich die Ruhe immer weiter ausbreiten kann.

Kommen Sie jetzt mit Ihren Gedanken wieder zurück in den Raum und aktivieren Sie vor dem Öffnen der Augen Ihren Kreislauf. Fäuste ballen, Arme dehnen und strecken, tief durchatmen und die Augen öffnen! Beenden Sie Ihre Pause und gehen Sie mit Ruhe und konzentrierter Gelassenheit Ihren Beschäftigungen nach.

Die Leitsätze »Egal was passiert – ich bleibe ruhig« und »Ich bin ganz ruhig – die Ruhe hält an« können Sie während des Tages erfolgreich in verschiedenen Situationen einsetzen. Sie können Antizipationsübungen auch als fortlaufende Übung über einen ganzen Tag hinweg durchführen. Das wäre dann sinnvoll, wenn Sie dazu neigen, sich schon morgens oder generell zu schnell über Kleinigkeiten aufzuregen. Fangen Sie in diesem Fall schon morgens mit der ersten Übung an, und beziehen Sie darin die erste Arbeitsphase bis zur ersten Pause ein. Denken Sie voraus und stimmen Sie sich mit dem Autogenen Training darauf ein, bis zur ersten Pause ruhig und gelassen zu bleiben. In Ihrer ersten Pause führen Sie dann die zweite Übung durch. Darin antizipieren Sie die Zeit bis zur nächsten Pause, in der Regel bis zur Mittagspause. So gehen Sie weiter vor, von einer Pause/Übung zur nächsten Pause/Übung – bis in den Feierabend hinein.

Mit den Antizipationsübungen wenden Sie im Prinzip eine Form des Mentalen Trainings an, so wie es Leistungssportler zur Vorbereitung auf wichtige Wettkämpfe tun. Neben Ruhe und Gelassenheit gibt es natürlich viele andere Aspekte, die für Ihren Erfolg bei unterschiedlichen Aufgabenstellungen wichtig sind. Durchdenken Sie die Bedingungen und Anforderungen, die Sie erwarten. Gehen Sie im inneren Probehandeln die Situation gedanklich Schritt für Schritt durch. Passen Sie Ihre Antizipationsübungen und -formeln entsprechend an.

DIE GEDANKEN-STOPP-TECHNIK

Stress und innere Anspannung drücken sich im Verhalten, in negativen Gedanken und Gefühlen sowie in körperlichen Reaktionen aus. Nach dem Einheitsprinzip von Körper und Psyche sind alle Bereiche betroffen und wirken wechselseitig aufeinander ein. Die Gedanken-Stopp-Technik ist eine der wirksamsten Stressbewältigungstechniken, mit denen Sie die negative Stressspirale beeinflussen können. Sie kann Ihnen in Stresssituationen helfen, das Aufschaukeln von Erregung zu verhindern. Sie lernen, negative Gedanken und damit die Stressentstehung bei Bedarf zu stoppen und Ihre Konzentration auf die Aufgabenbewältigung zu richten.

Wenn Sie vor einem wichtigen Termin mental nicht zur Ruhe kommen, nutzen Sie eine kurze Pause, um sich gedanklich zu stoppen und anschließend mit dem Autogenen Training zu entspannen. Selbst wenn Sie keine Pause machen können, zum Beispiel während eines Gesprächstermins, sagen Sie sich innerlich: »Stopp!« Bremsen Sie Ihre Erregung, bevor Sie »auf hundertachtzig« sind. Die nachfolgenden Punkte zeigen Ihnen, wie Sie vorgehen können.

1. Das Früherkennungssystem

Seien Sie sensibel gegenüber Ihren körperlichen Reaktionen, Gefühlen und Gedanken. Versuchen Sie, frühzeitige Anzeichen von Stress zu identifizieren!

2. Sagen Sie rechtzeitig »STOPP«!

Beim Auftauchen erster Anzeichen von Stress schreien Sie sich innerlich an. Manchmal hilft dabei die Vorstellung eines Stoppschildes.

3. Entspannen Sie sich!

Nachdem Sie sich selbst das Stoppsignal gesetzt haben, versuchen Sie, sich gezielt zu beruhigen und zu entspannen. Atmen Sie tief durch und konzentrieren Sie sich auf die Ruheformel »Ich bin ganz ruhig – Ruhe«. Stattdessen können Sie auch eine kurze Muskelentspannungsübung machen.

4. Denken Sie an etwas Positives!

Entwickeln Sie dann positive Gedanken wie »Entspanne Dich, du hast Dich unter Kontrolle ...«, »Mach jetzt erst einmal Pause ...« oder »Konzentriere Dich auf das Wesentliche ...«. Richten Sie Ihre Aufmerksamkeit bewusst nach außen, und arbeiten Sie in Ruhe und mit konzentrierter Gelassenheit weiter.

5. Selbstbelohnung!

Wenn Sie spüren, dass Sie die Situation in den Griff bekommen haben, belohnen Sie sich nochmals, indem Sie sich selbst positiv bestärken. Sagen Sie sich zum Beispiel: »Es hat funktioniert ...«, »Du hast es geschafft ...« oder »Du hast Dich nicht einkriegen lassen ...«.

Gönnen Sie sich abends nach Feierabend etwas Besonderes, wenn Sie Ihren Stress über den Tag erfolgreich bewältigt haben.

Manchmal sind die Gedanken, die einem nicht aus dem Kopf gehen und von den aktuellen Aufgaben abhalten, tatsächlich wichtig. Häufig drehen sie sich um unerledigte Aufgaben oder um unbewältigte zwischenmenschliche Konflikte. Es wäre unangemessen, diese Gedanken einfach zu stoppen und zu verdrängen. Besser ist es, diese Gedanken zu verschieben und im übertragenen Sinn für eine Zeit lang einzufrieren. Nehmen Sie sich vor, die Problemlösung an einem festgelegten Termin weiter zu durchdenken. Machen Sie eine kurze Pause und notieren Sie sich einen passenden Termin in Ihrem Kalender. Dieses Vorgehen bringt Ihnen Entlastung für die gegenwärtige Situation. Sie können sich danach wieder ganz auf das gegenwärtige Tun konzentrieren. Gleichzeitig erhöht sich die Wahrscheinlichkeit, dass Sie auch für das verschobene Problem eine Lösung finden, wenn Sie darüber in Ruhe nachdenken können.

Vielleicht hindern Sie unerwünschte berufsbezogene Gedankenketten auch daran, nach Feierabend abzuschalten. Im Prinzip verlängern Sie dadurch künstlich Ihre Arbeitszeit. Die Gedanken bringen Sie aber nicht wirklich weiter, und Ihr Privat- und Familienleben leidet. Sie sind nie ganz bei der Sache. Oder Sie liegen spätabends wach im Bett, grübeln über ein berufliches Problem und können nicht einschlafen. Nehmen Sie sich dann zum Beispiel vor, am nächsten Tag auf der Fahrt zur Arbeit über das Problem nachzudenken. Stehen Sie gegebenenfalls etwas früher auf, und stellen Sie sich Ihren Wecker eine halbe Stunde früher. Und anstatt zu grübeln, machen Sie vor dem Einschlafen Autogenes Training.

Es hat sich ebenfalls bewährt, seine Gedanken aufzuschreiben. Anstatt stundenlang zu grübeln, nehmen Sie einen Stift zur Hand und schreiben Ihre Gedanken auf ein Blatt Papier. Durch das Aufschreiben wird aus dem theoretischen Gedankengebäude etwas Gegenständliches. Das bringt Ihnen mehr Klarheit und folglich Ruhe. Mit dem Aufgeschriebenen können Sie dann an einem anderen Zeitpunkt weiterarbeiten.

INDIVIDUELLE VORSATZBILDUNG

Mit individuellen Formeln können Sie versuchen, Probleme wie Einschlafschwierigkeiten oder lästige Angewohnheiten besser in den Griff zu bekommen. Eine Formel zur individuellen Vorsatzbildung besteht aus drei Teilen. Im ersten Teil wird zunächst der Störreiz benannt und eine passende Gleichgültigkeitsformel eingebaut. Sie haben dieses Vorgehen schon kennen gelernt. Bei Einschlaf- oder Durchschlafproblemen könnte der erste Teil der Formel lauten:»Schlafen ist gleichgültig« oder »Der Schlaf ist gleichgültig«.

Im zweiten Teil wird die Konzentration auf ein positives alternatives Ziel ausgerichtet, zum Beispiel:»Ruhe ist wichtig«. Suchen Sie sich realistische Ziele aus, die aus eigener Kraft erreichbar und unmittelbar spürbar sind. Formulieren Sie diese kurz und prägnant mit einfachen Begriffen.

Im dritten Teil werden dann Eigenschaften oder Verhaltensweisen formuliert, die bei der Zielerreichung hilfreich sein könnten. Wichtig ist, positive Begriffe und Formulierungen zu wählen. Anstatt »keine Angst haben« hieße das »Mut haben« oder »Selbstvertrauen«. Bei Schlafstörungen könnte der dritte Teil der Formel »Ich bleibe gelassen und geduldig« lauten. Die Vollständige Formel hieße also:»Der Schlaf ist gleichgültig – Ruhe ist wichtig – Ich bleibe gelassen und geduldig.«

Wenn Sie in einem Dauerstreit mit einem Kollegen liegen, der Sie gedanklich nicht loslässt, formulieren Sie eine Formel gegen dieses Problem, etwa:»Herr Meier ist gleichgültig – Entspannte Pausen sind wichtig – Mit Ruhe und Gelassenheit.«

Vielleicht gibt es auch lästige Angewohnheiten, denen Sie bisher gerade in Ihren Pausen zu häufig nachgegangen sind, wie etwa Zigaretten rauchen oder andere Alltagssüchte. Um sich das Rauchen abzugewöhnen, könnte die individuelle Vorsatzbildung so formuliert werden:»Rauchen ist gleichgültig – Gesundheit ist wichtig – Ich bleibe standhaft und vertraue mir.« Anstatt in Ihrer Pause zu rauchen, machen Sie Autogenes Training und bauen die individuelle Formel in Ihre Entspannungsübung ein.

Das folgende Schema kann Ihnen bei der Entwicklung einer Formel zur Bewältigung einer störenden Verhaltensgewohnheit helfen.

Formelhafte Vorsatzbildung

Gibt es etwas, was Sie stört, oder etwas, das Sie sich gern abgewöhnen möchten? Was sollte Ihnen gleichgültig sein?

1._____ ist gleichgütig.

Was ist eigentlich wichtig?

2. _____ ist wichtig.

Welche Eigenschaften oder Verhaltensweisen sind hilfreich?

3. _____.

Die Formel binden Sie in Ihr tägliches Autogenes Training ein. Am besten hängen Sie die Formel an das Ende einer Übung. Als Vorlage kann Ihnen die Übung 7 *Gelassenheit* dienen. Ersetzen Sie die Gelassenheits-Affirmation durch Ihren individuellen Vorsatz. Nachdem Sie sich auf Ruhe, Schwere und Wärme eingestimmt haben, konzentrieren Sie sich anschließend sechs- bis achtmal auf Ihre individuelle Formel.

WENN ENTSPANNUNGSÜBUNGEN ALLEIN NICHT AUSREICHEN

Es wird Ihnen nicht jederzeit möglich sein, in Ihren Pausen allein durch Entspannungsübungen zur Ruhe zu kommen und genügend Power für alle Aufgaben zu erhalten. In manchen Situationen sind andere Strategien notwendig. Abschließend finden Sie einige nützliche Anregungen, wie Sie Ihr Pausenmanagement neben gezielter Entspannung noch weiter verbessern können.

ZEITMANAGEMENT

Sind Sie vielleicht manchmal angespannt, weil Sie einfach zu viele Dinge auf einmal erledigen möchten? Sie verzetteln sich und versuchen, verschiedene Aufgaben gleichzeitig abzuarbeiten? Oder Sie beschäftigen sich nebenbei mit *Zeitfressern*, mit Dingen, die eigentlich überflüssig sind? Dann fehlt Ihnen ein vernünftiges Zeitmanagement. Nutzen Sie in solchen Fällen eine Pause zwischendurch, um einmal durchzuatmen und in Ruhe Ihre Selbstorganisation zu überprüfen. Das sollte eine wesentliche Grundlage Ihres täglichen Stressmanagements sein. Mit Hilfe einer durchdachten Arbeitsstrategie vermeiden Sie Aktionismus. Sie werden effektiver, entspannter, und Ihre Arbeitszufriedenheit steigt.

Überdenken Sie Ihre Vorgaben und die eigentlichen Ziele Ihrer Arbeitstätigkeit. Überlegen Sie einmal, welchen besonderen Beitrag Sie zum Gesamterfolg Ihres Teams und Ihres Unternehmens leisten. Sprechen Sie gegebenenfalls mit Ihrem Vorgesetzten darüber. Welche sind die wichtigsten Maßnahmen für eine effektive Aufgabenbewältigung? Setzen Sie Prioritäten und orientieren Sie daran Ihr Handeln. Unterteilen Sie Ihre Arbeitsaufgabe in überschaubare Teileinheiten. Formulieren Sie Teilziele und machen Sie sich eine genaue Liste der zu erledigenden Aufgaben. Machen Sie sich einen schriftlichen Arbeitsplan – je konkreter, umso besser.

FEEDBACK UND UNTERSTÜTZUNG

Inwieweit Sie Ihren Stress bewältigen können, hängt auch davon ab, wie viel soziale Unterstützung Sie erfahren. Diese kann in Form von Zuwendung und Verständnis oder durch Informationen, Tipps und Ratschläge erfolgen. Die Pflege guter sozialer Beziehungen ist ein elementarer Schutzfaktor und wichtig für das persönliche Wohlbefinden sowie die eigene Gesundheit. Stecken Sie in Stresssituationen den Kopf nicht in den Sand. Nutzen Sie Ihre Pausen auch dafür, mit anderen über Ihre Probleme zu sprechen. Seien Sie auch selbst für andere da, wenn es darauf ankommt.

Einzelkämpfer haben es schwerer. Wer sich zurückzieht, läuft bei Dauerbelastungen Gefahr, schneller auszubrennen und zu erkranken. Bleiben Sie im Gespräch. Versuchen Sie, eine Balance zwischen Ihren Bedürfnissen und den Anforderungen der Umwelt herzustellen. Dazu brauchen Sie Feedback. Holen Sie sich bei Kollegen, im Team und von Ihrem Chef Rückmeldungen über Ihre Arbeitsleistung. Sprechen Sie auch Konflikte offen an.

DIE ERNÄHRUNG ZWISCHENDURCH

Um über den Tag hinweg fit zu bleiben, sollten Sie über Ihre Ernährung in den Pausen nachdenken. Was und wie viel Sie zwischendurch essen und trinken, wirkt sich entscheidend auf Konzentration und Leistungsfähigkeit aus. Sorgen Sie für eine ausgewogene Ernährung. Nehmen Sie im Tagesverlauf mehrere kleine Mahlzeiten zwischendurch ein und trinken Sie ausreichend. Achten Sie schon morgens darauf, dass Sie sich mit dem Frühstück ausreichend *Energie* zuführen. Vermeiden Sie jedoch, zu viel auf einmal zu essen, und nehmen Sie Ihre Mahlzeiten in Ruhe und in angenehmer Atmosphäre ein. Das Ausmaß des Leistungsabfalls am Nachmittag wird auch wesentlich durch die Form des Mittagessens bestimmt. Nach einer abwechslungsreichen und ausgewogenen Mahlzeit bleiben Sie länger leistungsfähig. Die Energien aus dem Essen stehen Ihnen erst nach etwa eineinhalb Stunden voll zur Verfügung. Bedenken Sie das, wenn Sie sich auf wichtige Termine vorbereiten. Stimmen Sie Ihren Pausenplan darauf ab. Im Einzelfall spricht nichts dagegen, sich auch kurzfristig zum Beispiel durch einen Schokoriegel Energie zuzuführen. Diese Energien sind aber schnell verbraucht.

Beherzigen Sie am besten die gängigen Tipps der Ernährungswissenschaftler. Wenn Sie hier Wissensdefizite haben, lesen Sie einen passenden Ratgeber zu diesem Thema oder lassen Sie sich von entsprechenden Fachleuten beraten. Den Großteil der Kosten übernimmt in der Regel Ihre Krankenkasse.

DER SCHLAF

Es gibt immer wieder Zeiten, in denen wir aufgrund besonderer beruflicher Herausforderungen oder aus anderen persönlichen Gründen mehrere Tage hintereinander zu wenig schlafen. Das ist ganz normal. Das Schlafdefizit kann in der Regel kompensiert werden. Wenn Sie Ihr persönliches Schlafbedürfnis jedoch länger ignorieren, wirkt sich dieses negativ auf Ihre Konzentrations- und Leistungsfähigkeit am Tage aus. Dann helfen auch Pausen nicht immer weiter.

Versuchen Sie zunächst herauszufinden, mit wie viel Schlaf Sie sich am wohlsten fühlen. Auch zu viel Schlaf kann sich negativ auswirken. Das Schlafbedürfnis des Menschen ist individuell. Es hängt vom Alter, der Schlafqualität und den Regenerationsphasen während des Tages ab. Im Durchschnitt benötigt man etwa ein drittel des Tages Schlaf. Erwachsene schlafen im Durchschnitt zwischen 7 und 8 Stunden. Gute Möglichkeiten zur Erprobung bieten lange Wochenenden oder Urlaube.

Halten Sie sich auch während der Arbeitswoche an Ihr persönliches Schlafbedürfnis. Tun Sie aktiv etwas zur Verbesserung Ihrer Schlafqualität und fördern Sie abends Ihre natürliche Schlafbereitschaft. Vermeiden Sie es, zu spät und zu viel zu essen, meiden Sie anregende Substanzen wie Kaffee, schwarzen Tee oder Nikotin. Auch Alkohol, Medikamente und andere Suchtstoffe sind als Einschlafhilfe ungeeignet. Sie führen in die Abhängigkeit. Treiben Sie stattdessen nach Feierabend Sport oder machen Sie am Abend einen Spaziergang an der frischen Luft. Lesen Sie vor dem Schlafengehen noch ein wenig in einem guten Buch.

Entspannungstechniken sind natürliche und wirkungsvolle Einschlafhilfen. Entspannung und Schlaf sind *enge Verwandte*. Wer entspannt ist, schläft leichter ein und verbessert die Schlafqualität. Machen Sie abends vor dem Einschlafen Autogenes Training oder Progressive Muskelentspannung. Nutzen Sie dazu die vorgestellten Übungen und Formeln, die Ihnen am besten gefallen.

Nur die Ruhe ist die Quelle
jeder großen Kraft.
Dostojewski

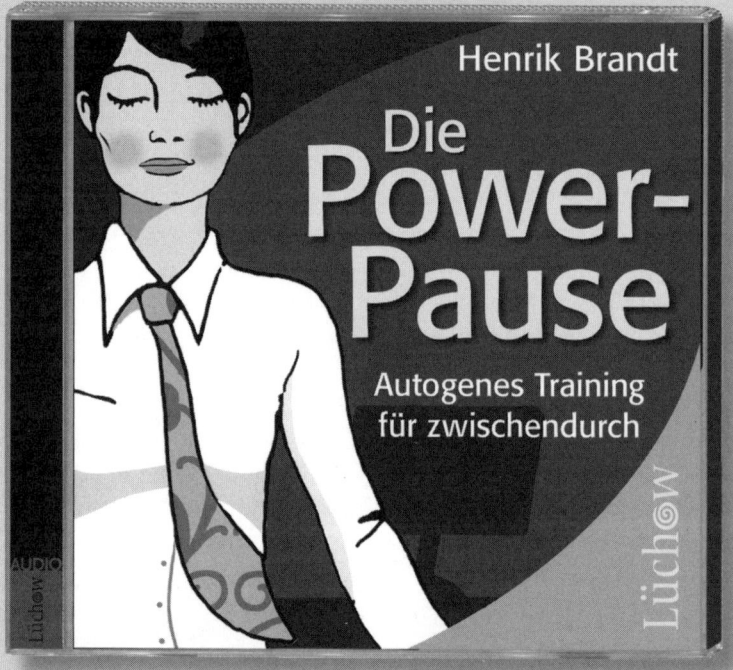